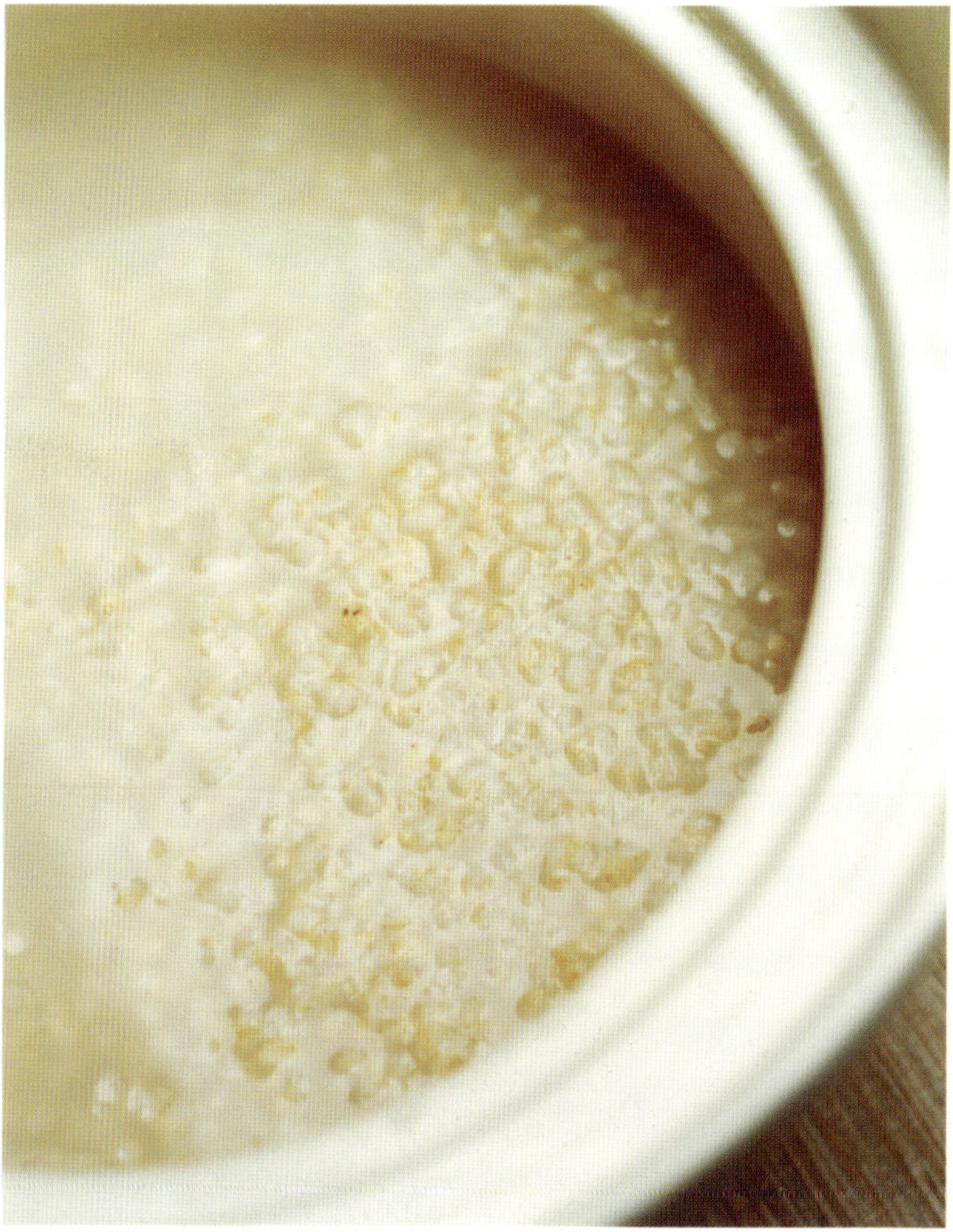

自然のエネルギーが体じゅうにしみわたる
玄米がゆ

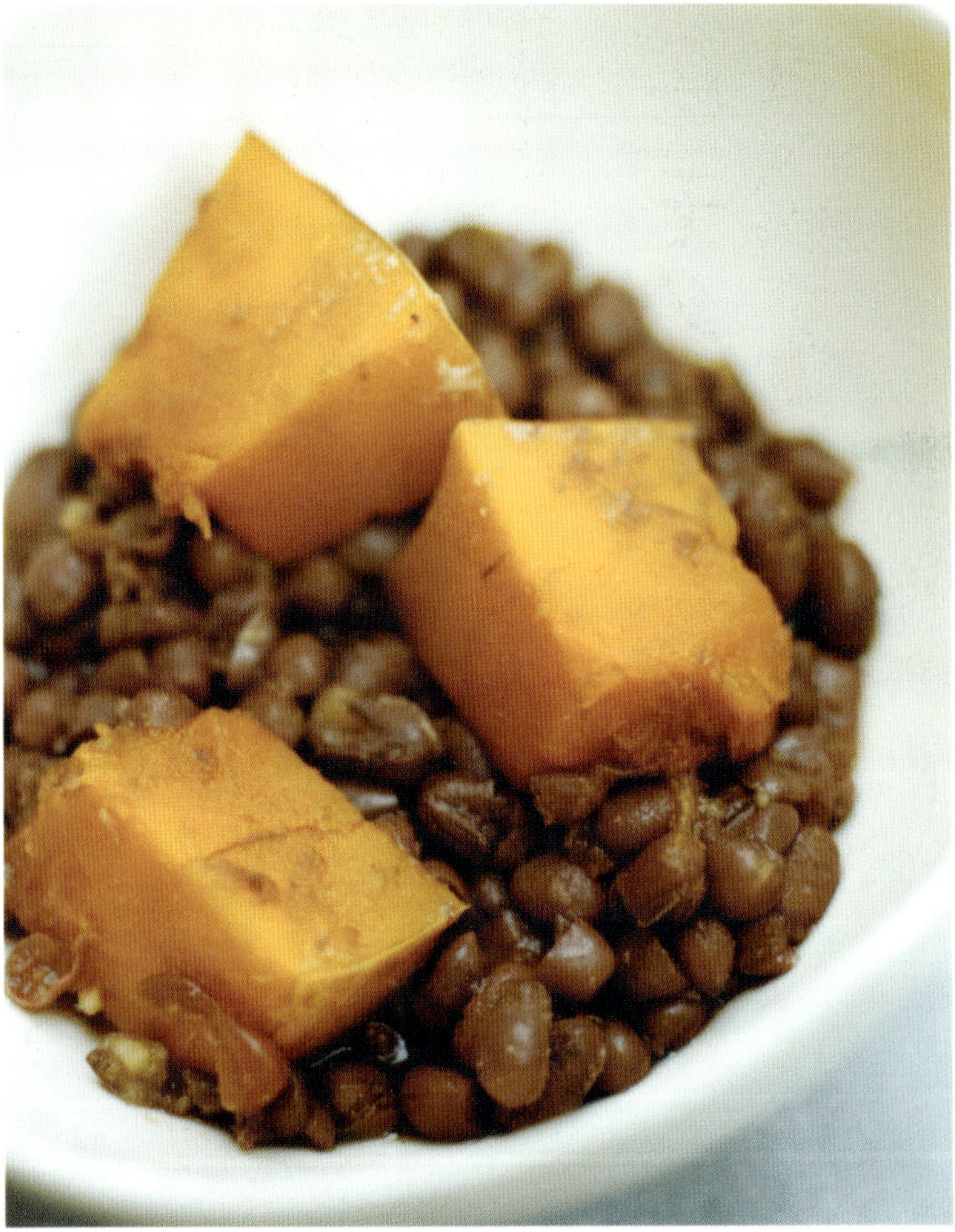

マクロビオティックの代表的なパワフルおかず
あずきかぼちゃ

免疫力を上げる

一生モノの「食べ物・食べ方」

マクロビオティック指導家
田中愛子
Aiko Tanaka

三笠書房

はじめに

「病気知らずで元気に暮らす」一生モノの知恵、教えます！

気がつけば私も、いまや87歳。

実のところ、80歳になるまで、私には年齢の自覚がありませんでした。

ですが、「80歳のお誕生日、おめでとうございます」と、あまりにもたくさんの方にいわれて、「アラ、私、もうそんな年なの？　それなら、年寄りらしくしなきゃ」といったのを覚えています。

あれから7年経《た》ちますが、相変わらず、朝4時に起きて、木刀１００回の素振りが日課の毎日。食事療法、健康法を皆さまにもっとお伝えしようと講演会や旅行などリュックひとつで世界中を元気に飛び回っています。

ところが、小さいころの私は病弱で、医者から「20歳まで生きられない」といわれたほどでした。

そんな私を救ってくれたのが、私の人生の師で、「マクロビオティック」という健康・幸福理論の創始者桜沢如一《ゆきかず》先生でした。

桜沢先生と出会ったのは、私が16歳のころ。母が肺結核を患《わずら》ったのがきっかけでした。母をなんとか治そうと、最初の羽田空港を造った建築家で事業家でもあった父は、お金を惜《お》しむことなくいいといわれることはなんでもしました。

ドイツから医師を呼んだり、温泉療法を試したりと、あらゆる手を尽くしましたが効果なし。そんなとき、知人から**「医者も薬も手術もいらない、食べ物だけで病気を治す食養の先生がいる」**と聞いたのです。それが桜沢先生だったのです。

先生は、私の病の原因と結果を明快に説明してくださいました。間違った食生活が原因だから、食事を変えれば体質が変わって病気も治る、と。

当時の私は、父が飴工場の理事もしていたので、毎日のように工場へ遊びに行っては、甘いお菓子をたくさんもらっていました。そのうえ、母が近代栄養学を熱心に学んでいたので、食事は肉や卵が中心。それで、体のなかがドロドロになっていたのでしょう。

食べ物は、私たちに生命力を与えてくれますが、間違った食材を、間違った調理法でとった場合、まったく簡単に私たちを病気にすることも殺すこともできるのです。

残念ながらすでに食事がとれない状態だった母は助かりませんでしたが、私はその後、桜沢先生に直接指導を受けて食を変え、暮らしを変えてすっかり元気になったのです。

◇食べ方を変えると、「体」が変わる、「人生」が変わる！

「マクロビオティック」は、私の師、桜沢先生が、日本に古くから伝わる食養生と、東洋思想のベースとなる「易《えき》」の陰陽理論の原理を組み合わせて確立した健康理論です。

アメリカで広まり世界中で支持されたのち、日本に逆輸入されました。世界のスーパーモデルやマドンナ、トム・クルーズなどハリウッドの俳優、政治家やエグゼクティブなど著名人が健康と美容のために注目し、こぞって実践していることでも話題になっています。

免疫力を高め、病気にならない体を作る「食事法」と、自然と調和して心豊かに幸せに生きる「知恵」を説いたものといえるでしょう。

ちなみにマクロビオティックとは、「大宇宙、大自然の法、秩序（＝マクロ）に生命を調和させ、合わせる（＝ビオティック）」という意味の造語です。

私は体調が回復したのち、桜沢先生に弟子入りして修業を積んでおりましたが、あるとき先生に、「これからは、世界中の皆さんの健康のお役に立ちなさい」といわれ、たったひとりで飛行機に乗せられて、ベルギーに送り出されました。

ベルギーに3年、そしてフランスに3年、そのあとはスペイン、英国、オランダ、インド、中国、マレーシア、タイ……。

マクロビオティックの根本原理である「陰陽」を〝羅針盤《らしんばん》〟にして各国に飛び、大勢の病気の方と向き合ってまいりました。

これまで20カ国余りを回ってまいりましたが、それぞれの地にある穀物と野菜を薬とし、養生のための料理を作り、病気の方に食べていただきました。そして、自然のものを使った手当てを施してきたのです。

薬はいっさい使わずに、自然のものだけを活用した病気治しでしたが、ガン、膠原《こうげん》病、ベーチェット病などの難病の方も治癒してきました。

重病人の病気治しの際には、患者さんとともに、私も断食《だんじき》をいたしました。そうしますと、患者さんの体の状態や精神状態がわかりやすく、対応がしやすかったのです。私のなかの〝受信機〟は、体を空っぽにすると、作動しやすいのだということがわかりました。

そのとき、「治してやろう」などと思っていますと、うまくいきません。「自分は、神様と病人の間のパイプ役になろう」というような気持ちで向き合いますと、不思議なことに患者さんのみずから治ろうという力が発揮され、病もみるみる治っていきました。

自然の秩序から離れますと、病を得ることになります。現在不調がある方は、これまでの食べ方を悔いあらためて、「食いあらため」をなさっていただきたいのです。生活習慣を見直してほしいのです。

神様は私たち皆の体に、健康で元気に暮らすための「免疫力」も「自然治癒力」も与えてくれています。大自然は、私たちにすばらしいエネルギーを惜しげもなく送り続けています。

日々、「大自然（私たちを造り、守っている大いなる神様）」のお働きを感じ、感謝して、みずからの体と会話ができるようにしていきたいものです。

田中愛子

もくじ

Part 2

なぜ、この食事で、何歳からでも「体の質」が変わるのか

10日間で体の血液が入れ替わる！

Part 3

病気を遠ざける食べ方は、こんなにシンプル

正しい「食材の選び方」「取り合わせ」「調理法」「食べ方」

Part 4
〔症状別〕薬に頼らない病気の治し方
偏頭痛から糖尿病、うつ、腰痛……家庭の食材で解決！

Part 5

365日、「病気知らず&疲れ知らず」の私の方法

「愛子流」健康術・生活術、明かします！

Part 6

〔実践〕「玄米食」レシピ

おいしい！　簡単！　凄い効果！

Part 7

病気を防ぐ・治す
〔実践〕「薬になるおかず」のレシピ

Part 8 「免疫力」「自然治癒力」を引き出す手当て法

痛み・不調が気持ちよくとれ、ぐんぐん回復！

Part 1

究極の「自然治癒力を上げる方法」！

体の内側から若返り、病気にならない体になる！

なぜ、人は病気になるのか

家族や知り合いが病気になったり、「こんな持病をもっている」といった話を聞きますと、いま自分が健康であっても不安になるものです。

年をとっていくと、どうしても病気になる人が増えるわけですが、その一方でいつまでも元気な方がおられます。

そもそも人は、どうやって病気になっていくのでしょうか。まずは、「人が病気になっていく過程」をみていきましょう。

最初に出てくる現象は、疲れがいつまでたってもとれなかったり、やる気がなくなったりすることです。

これは暴飲暴食（特に肉類や砂糖のとり過ぎ）、運動不足にあります。私の経験では、食事の改善をすれば、10日間で解消できます。全身の血液は、10日間で入れ替わるからです。

けれども普通は、「ああ、疲れた」とか、「やろうと思うことが、なかなかやれない」といったことを、病気の入り口だとは思わないものです。この時点で「食事を変えよう」と思う人は、ほんのわずかです。

けれど、**疲労こそ、すべての〝病気の基礎〟**です。

そのままにしていてよくない状態の血液が体にたまっていき、血流が滞りますと、「具合が悪い」「あそこが痛い」と、体が訴えるようになってきます。

こうなっても、食事を変えたり、自然の手当てなどの対処をしなければ、血液は、ますます滞ります。そうしますと、自律神経のバランスが崩れ、その結果、臓器が変化してくるのです。

どんな変化かと申しますと、臓器の格好が変わってきたり、位置がずれてきたりするのです。

さらに、体と心はつながっていますから、心のほうにも影響は及びます。

私がいう健康とは、「病気を患っていない状態」ではありません。

私たちは、朝目覚めたら、前日の疲れはすっかり癒《い》え、イキイキとしているのが本来のあり方です。今日ある命に感謝して、「ありがたい。今日一日、何をしようか」とワクワクするのがあたりまえの姿なのです。

本来のあり方に気づき、私たちは心身ともに健康人に立ち戻るべきです。

薬で病気は根本的には治らない

病気になったら、病院に行けばいい。医者が治してくれる。薬がある。薬で治らなければ手術をすればいい――。

明治以降、これをあたりまえのこととしてきて、うまくいかなかったから、日本中に病人があふれるようになってしまったのです。

西洋医学では、治しても治しても、違う病気が襲ってきます。もうそろそろ、どこにその原因があるのか、そこを根本的に変えていかないと、いたちごっこは終わらない、ということに皆が気づいてもいいころではないでしょうか。

けれども、高齢になるにつれて薬への依存率が高まるという傾向は、年々進行するばかりです。多くの高齢者は、食後にいくつもの錠剤を飲むのをあたりまえの暮らしとしています。

ですが、化学薬品は全身に様々な影響を及ぼすので、気休めで飲んではいけないものなのです。

薬に頼らないためには病気にならなければいいわけですが、そのための方法として、最近は、**「免疫力」**を高めるということに注目が集まっています。

免疫力とは、体に侵入した病原菌や毒素などの異物に抵抗し、打ち勝っていく能力のことをいいます。この力が強ければ、病気を避けることができ、弱ければ、病気にかかりやすくなります。

免疫力が及ばず病気になってしまったとしても、私たちの体には、生まれながらにして、けがや病気を治す**「自然治癒力」**というものが備わっています。

ほとんどの人が、せっかくもっているこのふたつの能力を発揮させるどころか、すっかり弱めてしまっていて病気にかかり、薬に頼っているのです。

薬を使ったり、手術で体を切ったりしますと、本来発動されるはずの自然の働きが止まってしまいます。「病気を防ごう」「治ろう」という力が、出てこなくなるのです。

これまでの経験から、私は「不治の病はない」と確信しています。それほど人間の**「免疫力」「自然治癒力」というものは、本来もっと強いものなのです。**

体に備わったこのふたつの「自然の力」を引き出すためには、なによりもまず、

①その力を弱めるものを排除すること

さらに、日々の食事を通して、

②〝自然のエネルギー〟を体に取り入れていくこと

が大切なのです。

健康を維持するのも、病気を根本的に治すことができるのも、日々の積み重ねだけです。

あなたが毎日、口にしているのは、あなたの免疫力や自然治癒力をアップさせる、自然

のエネルギーに満ちた食べ物でしょうか？

それとも、これらの力を弱めてしまう、エネルギーの低い食べ物でしょうか？

「自分で自分の人生を幸せにしていく力」も身につく！

私は、これまで60余年もの間、何を食べれば健康になり、何を食べれば病気になるのかという研究を続けてきました。

日本人の食事は、この半世紀で、ずいぶん変わってしまいました。ごはんを食べる量が減ってパン食が多くなり、みそ汁やお茶を飲むことが少なくなって、コーヒーや牛乳、ジュースや清涼飲料水を飲む機会が増えました。

50年前にはほとんど食べることがなかった肉や砂糖たっぷりのスイーツを毎日食べるようになり、インスタント食品や冷凍食品が、日常生活には欠かせない存在になっています。

かつては高級品だった果物も、いつでも買える価格になり、より安価なアルコール類が続々と発売されています。

しかも、ほとんどの飲食物に農薬や添加物といった化学薬品が使われているのです。


こうしたいわゆる欧米型の食事は、大きな問題があると私は考えています。

なによりもまず、私たちの健康を維持し、心を元気にしてくれる「自然のエネルギー」を体に取り込むには、まったく力不足だといわざるをえません。

それどころか、どれもこれも**「命の勘」**を働かなくさせてしまうものばかりです。「命の勘」というのは、私たちにとって必要な食べ物をえり分ける能力です。

日本の伝統食のような化学薬品を使わずに作られた穀物と野菜、海藻を主にした自然食をいただいていると、全身にエネルギーが満ちてくるのがわかります。自然の食べ物は、私たちに本来の力を取り戻させてくれるのです。

そういう食事をしばらく続けていますと、体は様々なことを察知できるようになってきます。

久しぶりにお肉をいただいたら肩が痛くなったり、甘いものをいただいたら頭が痛くなったり……。

体を素朴な状態にしていると、自分にとっていらないものを教えてくれるようになります。同時に、必要な栄養分が入った食べ物がおいしく感じられるなど、いま自分に必要なものもわかるようになります。自分の命と対話できるようになるのです。

これは、「命の勘」が働くようになったということです。

この勘さえ備わっていれば、私たちは自分で自分の身を守っていくことができます。病院にも薬にも頼らずに、生きていくことができます。

自分の力で、自分の人生を幸せにしていくことができます。

食生活の間違いを正せば、私たちは、本来の力を取り戻し、美しく健康になるのです。

「生きた食べ物」「死んだ食べ物」

まずは、おかずをたくさん食べるのをやめて、主食の穀物を多くするところから始めてください。

食事全体の60％を玄米などの穀物にすることをおすすめしています。

それは、穀物が最もバランスの取れた完全な食物だからです。

穀物には、小さな一粒に命が結集しています。「一粒万倍《いちりゅうまんばい》」といわれるように、一粒から何倍もの粒が育まれるのですから、食材のなかでは、いちばん自然のエネルギーが詰まったものといえます。


その際、米は精白した白米ではなく、玄米を食べることをおすすめします。

玄米は、水につけておけば芽が出る「生きたお米」です。この玄米をまるごと食べることで、私たちは次世代の命を育《はぐく》む生命力までも一緒にいただくことができます。

精製してしまった白米にはこのような生命力はありません。水につけておいたままにしておくと腐ってしまいます。白米はいわば、「死んだお米」といえるのです。

おまけに、精製の途中で、食物繊維、たんぱく質、脂質、ビタミン、ミネラル等のいろいろな栄養素や酵素がぬかと一緒に削り落とされてしまいます。

生命のないものより、生命のたくさん詰まった「生きた食べ物」を食べたほうが、体にいいに決まっています。

植物であっても動物であっても、まるごと食べる。不要なものは何ひとつありません。自然が形づくったままの状態を食べる。それらを食べれば、私たちの生命になっていくのです。それは、理屈や分析など必要のない自明のことだと思います。

これを「一物全体《いちぶつぜんたい》」といいます。

なぜ、その土地の旬の食材が病気を防ぐのか

最近では、世界中の食べ物を好きなときに好きなだけいただけるようになりましたが、**その土地でできたものを、その土地に住む人が食べるというのが、「食の基本」です。**

これを**「身土不二《しんどふじ》」**といいます。

「体（＝身）と環境（＝土）はひとつである（＝ふたつに分けられない）」という意味で、人間が足で歩ける身近なところで育ったものを食べ、生活するのがよいとする考え方です。

つまり、「自分が暮らしている土地や気候に合った旬の食材を食べると、体によい」ということです。

人は〝環境の子〟です。その土地に適した食べ物をとらないと、環境に対する順応性や抵抗力が低下し、病気にかかりやすくなるのです。

これに加えて、**自分で捕れるかどうか**というものさしも、「身土不二」の大切な基準です。牛やまぐろと戦って、捕獲するだけの若さと体力があるなら、牛肉やまぐろを食べても体にさわることがないかもしれません。けれど、たいていの中高年者には難しいはずです。

ですから、どうしても動物性食品を食べたいときには、自分で捕れるくらいの魚にしておくと安全なのです。いわしでもちりめんじゃこでも、桜えびでもいいと思います（その際は、量を過ぎないようにして、必ず2倍以上の野菜を添えてください）。

自分の手に負える範囲かどうかを、よく見据《す》えて食していけば、間違えることはありません。

ガン患者と「動物食」の関係

食事全体の60％を穀物にすると同時に、動物性の食品はなるべく、10％に抑えるよう指導しています。

これらを食べ過ぎると、血管や細胞を収縮させて、高血圧や動脈硬化などの生活習慣病を誘発する可能性があります。

また、動物性食品に含まれる脂肪が血液をドロドロにしていくことや、弱アルカリ性で保っている体を酸性にしてしまうことも大きな問題です。

医師の新谷《しんや》弘実《ひろみ》先生によるとガン患者の食歴を調べたところ、動物性の食べ物を多くとっていたことがわかったそうです。

皆さんも、試しに1週間でも、2週間でも動物性食品を徐々に減らしてみてください。体が軽くなっていくのがわかると思います。

「肉を食べないと、たんぱく質が不足してしまいませんか？」と不安になる方もいらっしゃると思います。けれど、そんな心配はまったく必要ありません。

植物からでも、たんぱく質は充分にとることができます。

皆さんよくご存じのように、「畑の肉」と呼ばれる大豆。たんぱく質は私たち人間の体を作り、生きていくためには必要な栄養素になりますが、大豆にはその栄養素であるたんぱく質がふんだんに含まれています。大豆のほかにも、豆類にはたんぱく質を多く含んでいるものがたくさんあります。

また、意外と見落とされがちなのが、**穀類からもたんぱく質は摂取できる**ということです。

先ほどもふれましたが、米には、良質なたんぱく質をはじめ食物繊維、脂質、ビタミン、ミネラル等のいろいろな栄養素や酵素が含まれています。けれど、白米に精製する過程で、ぬかと一緒に捨てられてしまっているのです。

昔は外側を捨てずにまるごと食べていたので、動物性食品がなくても、充分なたんぱく質がとれていたのです。

穀物をなるべくまるごと食べて、豆類を少々。そうすれば、必要なたんぱく質は充分とることができます。

私たちは、緑のクロロフィルをいただいて、ヘモグロビン（赤血球のなかのたんぱく質）にし、あらゆる細胞を養うのが〝自然の理《ことわり》〟といえます。

動物が草（クロロフィル）を食べて肉としたものを人間がいただくということは、「古《こ》血古肉《けつこにく》」を食べることになるのです。「動物が作ったものはもらっていい」という論理は、人間のエゴだと私は思います。

だからといって、動物性の食品を必要以上に恐れることはありません。すべては「量」の問題です。たとえどんなにいいものでも、多過ぎると害になることだってあるのです。「量」は「質」を変えてしまうのです。

いまの人は、自分の好きなものを食べ過ぎている。そう私には思えてなりません。

体が冷えて〝1億総半病人〟の日本

たばこやアルコールのとり過ぎの害を気にする人は多いのに、「砂糖」の害について気にする人が少ないのは私からすると不思議でなりません。

砂糖が体に及ぼす影響で、まず問題なのは、体をひどく冷やしてしまうこと。

暑い土地では体を冷やす食物が育ち、寒い土地では体を温める食物が育ちます。つまり、沖縄のように暑い土地でできるさとうきびを原料とした砂糖は、体を冷やす力が強いので、日常的にとっていますと、私たちの体はどんどん冷えていってしまうのです。

冷え性でお困りの方に聞いてみますと、ほとんどの人から、甘いものが好きだという答えが返ってきます。一年じゅう体を冷やす食べ物をとっているのですから、冷え性になるのも当然です。

ほかにも砂糖のとり過ぎがあまりよくない理由はあります。砂糖を口にしますと気分がすぐに高揚するかわりに、そのあとの落ち込みは極端なものになります。そうなると、体は鉛《なまり》のように重く感じられ、何もすることができなくなって、頭もよく働かなくなってしまうのです。これには、「血糖値」という血液中の糖濃度と関係しています。

砂糖を口にするとすぐに血液に吸収されますので、血糖値が急激に上がって高血糖状態になります。体じゅうの細胞にすぐにエネルギーとして配分されるので一時《いっとき》力がみなぎり、気分は高揚します。

しかし、高血糖を嫌う体は血糖を正常に保つために、血糖値を下げるホルモン・インスリンを分泌します。そうすると血糖値はその後急降下して、今度は低血糖状態になってしまいます。低血糖になりますと、体は血糖値を上げようとして、また砂糖を求めますので、がまんできずに甘いものを食べてしまいます。そうやってまた高血糖になり、その後急降下して低血糖になる。これが繰り返されるのです。

このように血糖値が上がったり下がったりするのを続けていますと、体も心も不安定な状態になっていきます。

また、体に入り込んだ砂糖は、赤血球を崩壊させて血液を薄め、細胞をゆるめます。そうして様々な病気を引き起こしていきます。偏頭痛、心臓肥大、白血病、うつ病……。流産しやすくもなりますし、失禁や頻尿《ひんにょう》などの尿トラブルにもつながります。

カルシウムを消費してしまうのも、砂糖の悪い影響です。砂糖が体に入ると体は酸性に傾いてしまうのですが、それを本来の弱アルカリ性に戻そうとする力が働いて、その中和への過程で体内のカルシウムが使われるというわけです。

＊

とりあえず肉と砂糖をやめるだけでも心と体が驚くほど軽くなります。朝の目覚め方が変わります。ぜひ実験してみてください。

特に、最近疲れがなかなかとれない、やる気が出ないという人は、試しに10日間続けてみてはいかがでしょうか。きっと解消できるはずです。

そして、その快適さを実感したら、ぜひ次のステップへ進んでほしいと思います。穀物と野菜、海藻を、昔ながらの方法で造られた調味料で調理する、田中愛子式食事法に移行していってほしいのです。

いまよりずっと元気になって体の内側から若返り、肌も髪も美しくなるこの食事法のすばらしい効果を、ぜひ味わってみてください。

Part 2

10日間で体の血液が入れ替わる！

なぜ、この食事で、何歳からでも「体の質」が変わるのか

玄米の奇跡！

「玄米には不思議な力がある」——かつて桜沢如一《ゆきかず》先生は、そう表現されたことがありましたが、現在では科学的な分析でその裏づけがなされ、多くの人々が玄米を高く評価するようになりました。

そうした分析結果を知る前から、私は大勢の体調不良や病気の方々と向き合うなかで、先生のいわれるところの「不思議な力」をまのあたりにする場面がたくさんありました。

胃ガンや肝臓ガンなど、さまざまなガン、糖尿病、心臓まひ、リウマチ、通風、ぜん息、ハンセン病、精神疾患など、ありとあらゆる病気の人が、玄米の力で治っていかれました。

例えば放射能の被爆に対しても玄米の効用は素晴らしいものでした。

放射能被爆治療で最近また注目されている秋月辰一郎医師と私は、学生時代に交流がありました。幼少より虚弱であった先生は、玄米に切り替えられたときから体力がつき、登山までできるようになったといっていました。

秋月先生はご自分の心臓のレントゲン写真2枚を桜沢先生に送られました。先生の心臓は生まれながらに奇形で、大きさも通常の5分の1。そのときの水滴のような形の心臓の写真と、玄米食に切り替えたあとのハート型の心臓の写真の2枚です。

桜沢先生は私にそれを示して、「どうだい、心臓も入れ替えられるのだよ」とうれしそうでした。

秋月先生は、晩年長崎の浦上（現・聖フランシスス）病院の医長となり、花壇に根菜類を作らせ、スタッフにも患者にもマクロビオティックの食事をさせていました。

そして昭和20年8月9日、原爆が落とされました。先生の病院は、爆心地から1・8キロと近かったのですが、先生の「玄米むすびとわかめのみそ汁」というご指導で、スタッフに1人の原爆症を出すこともなく、「長崎の奇跡」と賞賛されました。

玄米をよく噛み、季節の野菜を使った発酵食品、みそ汁をいただいていれば、ガンも治るし、放射能にも耐えられるのです。チェルノブイリの放射能汚染が欧米に広がった際には、日本のみそがたりなくなるくらいの注文があったということです。

全身が浄化される——「玄米リセット食」のすすめ

そんなすばらしい「玄米の力」を最大限活用して、どんな病気の方にも、最初にやってもらう特別メニューがあります。約10日間、玄米ごはんとみそ汁、ごま塩、たくあんだけの**「玄米リセット食」**を食べていただくのです。

1日2食でも3食でも、とにかくおなかがすいたら、この食事をとります。高齢になって、それほどおなかがすかなければ、1日1食でもいいでしょう。

メニュー❶ 最高のデトックス食材【玄米】

玄米は、おかずがほとんどいらないほど栄養豊富ですし、まけば芽が出るほどの生命力の強さをもっていますから、私たちの生命力をも根原的に強めます。

玄米の炊き方はいろいろありますので、Ｐａｒｔ６でご紹介します。体質や体調に合わせ、おいしいと思われる玄米ごはんをめしあがってください。

メニュー❷　日本人の英知が詰まったスーパーフード【みそ汁】

私は、みそは世界に冠たる発酵食品だと思っています。みその原料の大豆が、きれいな血液を造ってくれるのです。そんな栄養豊富な大豆に「発酵」という自然の力が加わり、栄養価はさらに高まり、また吸収もしやすくなります。それに、みそ汁には毎日季節の野菜を具として入れられますので、ことさらおかずを作らなくてすみます。

メニュー❸　鋼のような強い骨を作る【ごま塩】

これは玄米に不足しがちなカルシウムを補給するためのものです。牛乳や小魚のような動物性のカルシウムは骨を必要以上にかたくしてしまいますが、植物性のカルシウムは柔軟さのある鋼のような強い骨を作ります。

かたい骨というのは一見よさそうですが、ちょっとしたことでポキンと折れてしまいます。いまの子どもたちは骨折しやすいといわれていますが、動物性食品の過剰摂取によって骨がかたくなりすぎているのが原因のひとつなのです。年配者の骨折も同様です。

良質な植物性カルシウムであるごま塩は、作り方にコツがありますので、本書を参照し、ぜひマスターしてほしいと思います。お時間のない方は、自然食品店で購入されてもいいでしょう。

メニュー❹ 生きた乳酸菌が腸を健康に保つ【たくあん】

漬物は腸を浄化するのにたいへん有効です。そのため、昔の人は、食事に必ずたくあんをふた切れ添えていました。

基本的にはご自分で漬けることをおすすめしますが、当座は、昔ながらの漬け方で作られた無添加のたくあんを購入してください。

このシンプルな食事を続けていますと、日ごとに自分の心と体が変化していくのがわかり、驚きと喜びを感じるでしょう。人間の体は血液がおよそ10日間で入れ替わるといわれていますので、この間しっかり実践しますと、血液がきれいになって全身が浄化されるのです。

よけいなものを体に入れないので、本当に純粋な体になります。そうしますと、考え方まで変わってくるのです。記憶力、判断力の正確さが増してきます。

急にやせてびっくりする人もいるかもしれませんが、食べながら細胞が引きしまる食事ゆえの当然の現象ですから、心配しないでください。

リセット期間が終わりましたら、症状を改善に導く料理をプラスした食事に切り替えます。Ｐａｒｔ７でどんな料理がいいのかを症状別に示してありますので、参考になさってください。

「一時的な不調」は好転反応

玄米リセット食を実践している約10日の間には、ふきでものが出たり、熱が出たり、体がだるくなったりといった症状が出てくることもあります。これまで食べてきた食品によって出方は違いますが、いずれの反応も、体から外に出したほうがいいものが出てきたのだと思ってください。

肉の脂をたくさん摂取してきた人ですと、皮膚がかゆくなることがあります。食べ過ぎ傾向が強かった人の場合は、これまで負担をかけてきた肝臓に反応が出て、腰のあたりが痛くなることがあります。また、アレルギーのような症状が出てくる人もいます。

こうなりますと、薬を使って症状を抑えたくなる方もいると思います。確かに、アレルギーのような症状は、病院で処方されたビタミンCを飲んだり、抗アレルギー剤を処方してもらえば消えるでしょう。そうでなくても、りんごを食べれば消えるかもしれません。けれど、せっかく細胞が動いて、いらないものを「出そう」という力が働いているのに、それを抑えつけてしまうのはもったいないことです。出したくても、一生かかっても出せない人だっているのですから。

好転反応は、軽度であれば出きってしまうまでそのまま様子をみればいいでしょう。痛みが出たり不快な状態が続く場合の手当て法については、Ｐａｒｔ８を参照してください。

普段は気づかないで過ごしていますが、**私たちは、体のいらないものを外に「出す力」をもっているのです。**この力が働くと、体は一気にきれいになります。玄米リセット食は、この「出す力」を発動させてくれるのです。

人間は誰でもここまで健康になれる！

玄米リセット食を食べ続けていますと、桜沢先生が提唱された「健康の7大条件」が、だんだんと備わってきます。

「健康の7大条件」とは、次のようなものです。

1．疲れない

健康な人は、前日の疲れは翌日に持ち越しません。ぐっすり眠って翌朝には、希望とともに目覚めるのです。

2．ごはんがおいしい

健全な食欲は健康そのものです。

3．よく眠れる

4〜6時間で満足するならOK。朝も決めた時間にパッと目覚めることができます。

4. 物忘れをしない

実は、真に健康であれば記憶力は年とともに増してゆくものなのです。玄米リセット食を続けていると、記憶力も驚くほどよくなるはずです。

5. 愉快でたまらない

真に健康な人は、怒りや恐れ、苦しみからすっかり解放されて、いつもにこやかで喜びにあふれています。

6. 判断も行動も万事スマート

真に健康な人は、的確な思考力、判断力、そして迅速な行動力も備えています。

7. けっしてウソをつかない

桜沢先生は、1〜3を各5点とし、4〜6を各10点、7を55点として百点満点にしています。ウソをつかないことに、最も重きを置いているのです。

私は、なにより自分にウソをついてはいけないと思っています。本来、誰もが自分の本能のなかに自然や神をもっているのですが、それを無視しているのは、自分にウソをついていることになります。

玄米リセット食の実践で、そこに気づいていただけたらと思います。

「自分の体内で薬ができる」簡単な方法

玄米リセット食をいただく際は、「よく噛むこと」を心がけてください。ひと口100回噛むのが理想的ですが、最低でも50回は噛むようにしていただきたいものです。

どうしてもそんなに噛めないという人は、おにぎりにするといいでしょう。そのほうが噛みやすく、体に力も入ります。しょうゆをつけた焼きおにぎりにしますと、さらにしっかりと噛めます。

よく噛むメリット❶ 消化器系の負担が軽くなる

食べ物をよく噛みますと、唾液がたくさん出ます。この唾液には、消化酵素が含まれていて、噛めば噛むほど消化が促され、胃や腸などの消化器系の負担を軽くできます。栄養分の吸収も促進されます。実は、口は、「消化の第一歩」なのです。

反対によく噛まなかった場合、充分に咀嚼されなかった食べ物が胃腸に負担をかけ、消化不良を引き起こします。栄養が充分に吸収されず、体の各所で様々な問題を引き起こすのです。

よく噛むメリット❷ いくつになっても「若い体」を維持できる

また、唾液には、新陳代謝を促す「唾液ホルモン」が含まれています。新陳代謝とは、全身の細胞を入れ替える働きですから、唾液ホルモンによってこれが促進されますと、**若々しい体や美しい肌、明晰な頭脳を保つことができる**のです。噛むという動作が直接脳によい刺激を与えることもよく知られています。

赤ちゃんは唾液をいっぱい出していますが、唾液は若さの象徴です。唾液の分泌が多いのは体が若い証拠で、分泌が少ないのは老化している証《あかし》です。唾液が多い人ほど、イキイキとしているのです。

よく噛むメリット❸　ガンも予防できる

さらに、**唾液には殺菌力があり、私たちの体に薬としても働きます**。昔はちょっとしたけがなら、おばあちゃんは唾液をつけてくれたものです。犬や猫も、自分で傷口をなめて治してしまいます。

それどころか、**唾液には発ガン物質を抑える作用がある**ことも確認されています（同志社大学名誉教授の西岡一氏の研究による）。そしてこの効果は、発ガン物質と唾液との接触時間が30秒を超えると格段に増すというのです。ひと口30秒以上噛んで、唾液をたっぷり出せば、ガンさえも予防できるということなのです。

このように、私たちの体は毎日自分で薬を作ることができるのです。それを怠って〝体内薬〟を作らない人が、結局は損をしてしまうことになります。

ある会合で、ひと口100回噛んでおられた方がいましたので、お話をうかがってみますと、その方は玄米食に切り替えて、いったんはたいへん調子がよくなったといいます。ですが、しばらくすると、また体調を崩すようになったそうです。

そこで、玄米に慣れてしまってあまり噛まなくなっていたことに気づき、よく噛むようにしたら、とても調子がよくなったということです。

〝噛む前から甘いもの〟は細胞をゆるめる

玄米だから、このような変化を起こすことができるのです。白米や白いふわふわのパンでは、とても100回など噛めません。現代の食事はやわらかい料理が増えて、噛むチャンスが少なくなっていることが、大きな問題だと思います。

テレビのグルメ番組で、レポーターのコメントを聞いていますと、「おいしい」「甘い」、そして「やわらかい」という言葉が目立ちます。いまもてはやされている食べ物は、甘くてやわらかいものなのです。

穀類は多糖類ですからよく噛むととても甘くなりますが、このようにしてできた糖分は体にいい糖分です。ですが、噛む前から甘いものは細胞をゆるめ、様々な弊害を体にもたらします。

噛みたくても、入れ歯なのでよく噛めない、という人もいらっしゃると思います。体力が落ちて、雑炊やおかゆなどをめしあがっておられる人もいるでしょう。その場合は、食べ物をすぐ飲み込まないようにし、ゆっくりお食事をして、なるべくたくさんの唾液を食べ物に混ぜるようにしてください。ゆっくり飲めば、お茶でも唾液が混じるのです。

食事のたびに自家製の薬を作っていれば、よそから薬を持ってくる必要もなくなってくるのですから、これを利用しない手はないと思います。

全身に力がみなぎる——「断食」のびっくりするほど凄い効果

健康な体を取り戻すいちばん早い方法は、「断食」です。けれど、「食べないのはきつい。がまんできない」と思う人がほとんどだと思います。特に、病気になると人は気が弱くなり、自分に甘くなりますから、断食のようなことは、なかなか実行できないものです。

ですが、ここで甘えを出さないほうがいいと思います。それは、断食がどんな病気にも有効なもので、がぜん早く結果が出る方法だからです。

断食をやりますと、なにより腸からの吸収がよくなります。断食後に何か食べますと、食物はスッと腸に入り、素早く吸収されるようになるのですが、それは、宿便がとれたからです。

腸に宿便がたまっていますと、血液が酸性になり、濁っていきます。それが、脳溢血《いっけつ》や心筋梗塞《こうそく》など重篤な病気を誘発することもありますし、宿便の害はほかにもいろいろあります。

断食は、断食道場に行くか、断食合宿に参加して、指導者のもとで行なうのが安全です。ただ、青汁や酵素、牛乳やりんごを使うなど、やり方がいろいろですので、問い合わせてよく確認し、納得したうえで申し込んでください。

私も、これまで様々な断食を体験してきました。けれど、自分が断食指導をするとき参考にしたのは、インドのお寺で行なっていた断食です。

そこでの断食は厳しいもので、3、4日飲まず食わずです。朝から夕方の6時まで、ひたすら「南無妙法蓮華経」と唱えていました。

断食の最後には、梅干しを7~10個食べて、お水を2~3杯飲みます。すると、下痢が始まり、どんどん便が出て、腸がきれいにお掃除されるのです。この下痢を、お寺では甘いもち菓子で止めていました。

私が指導する場合は、水のように薄くした玄米がゆ1椀を1日2回食べるようにし、「半断食」にしています。レトルト商品として売られている玄米がゆを倍に薄めたくらいです。

3日目に、梅干しと水、さらにみそをつけた生野菜を添えていただきます。30分もしますと下痢が起こり、腸が洗浄されます。下痢を止めるには、くず粉に同量の黒砂糖を加えて、くず粉の5倍の水を混ぜてくず練りを作り、それを常温で固めて塩入りきな粉をまぶしたお菓子を使いました。

インドのお寺とほぼ同じやり方の断食合宿を、座禅断食の指導者の野口法蔵さんが毎月長野県松本市でなさっています。東京都の「おもいかね座禅断食会」や、岡山県高梁市の自然食宿「わら」、千葉県いすみ市の「ブラウンズフィールド」でも、同様の断食合宿を開催しています。

やり方は違いますが、千葉県君津市にある「はぎのさと」など、とてもいい断食の場がありますので、それぞれの体質に合わせてぜひ行なってみてください。

「胃は命そのもの」——胃袋の声を聞きなさい！

断食のあとには、玄米がゆをよく噛んでいただくことをおすすめしています。吸収力のよくなった腸に、生命力あふれる玄米のエキスが入りますと、全身に力がみなぎってきます。

その後は何を食べたらよいかですが、私は、「自分の命と対話しなさい。胃袋の声を聞きなさい」といってきました。断食後の純粋な体ですと、その人に必要なものを胃袋がわかるようになっているからです。

このとき、胃袋の声を聞かず体に必要でないものを食べますと、はっきりした形でサインが出てきます。頭の右側が痛くなる、心臓が苦しくなるなど、体が教えてくれます。体内がピュアな状態なので、ストレートに反応するのです。

断食後の状態を体験しますと、「胃は命そのもの」だとわかり、生命の営みの根本がわかります。私たちは、口と肛門しかない原始的な生物から進化し、頭や胴体、手足ができて便利な体を得てきたのです。ですから、「何を食べるか」を判断するのは頭ではなく、命そのものの胃袋で、本能的に決めるのが自然なのです。

ここに、何か私たちを高めるもの、清めるものが存在するのではないでしょうか。自分の好みや感情で食べるのではなく、命の選択にゆだねるところに、何か尊いものがあるのではないかと思います。

それゆえに、断食をしますと、見るもの聞くものすべてがこれまでとは違ったように感じ、人生観まで変わることがあるのです。

Part 3

病気を遠ざける食べ方は、こんなにシンプル

正しい「食材の選び方」「取り合わせ」「調理法」「食べ方」

体内の「陰陽」バランスがよくなると、なぜ病気にならないか

私がベルギーに行くようにと桜沢如一《ゆきかず》先生にいわれたのは、20代後半のときでした。先生は、世界中に弟子たちを配置して、東洋医学の指導原理を広めたいと考えていたのです。私は海外には行きたくなかったので、飛行場でも隠れていたのですが、先生に捕まってしまって行くはめになりました。

そんな私がどこにいってもどんな症状の方と出会ってもお役に立つことができたのは、**「陰陽」という〝羅針盤《らしんばん》〟**があったからです。

マクロビオティックでは「陰陽」の原理が基本。すべての物事を「陰性」と「陽性」に分けます。

「陰陽」とは、そもそも東洋哲学の基本で、物事にはすべて「陰」と「陽」という相反す

る性質があり、その相互作用で様々なことが起こるという考え方です。

陰にも陽にもかたよりすぎず、ちょうど**調和のとれた状態（＝中庸）を目指すのが、病気にならないいちばんの秘訣**です。

陰陽のバランスを心がけて食生活を改善すると、体内の陰陽のバランスも整い、人がもっている本来の力が引き出されます。免疫力、自然治癒力が高まって健康になっていくわけです。

「陰」と「陽」の〝ものさし〟を活用しよう

「陰」と「陽」は、宇宙の無限空間から生じた、対照的な働きをするふたつのエネルギー（気）です。

❶陰は「遠心力」。外に向かって広がる〝拡散〟のエネルギー

「ゆるむ・広がる・ふくらむ・上がる・開く」といった働きをし、この性質を「陰性」と呼びます。

❷陽は「求心力」。中心に向かって縮まっていく〝圧縮〟のエネルギー

「しまる・集まる・縮む・下がる・閉じる」といった働きをし、この性質を「陽性」と呼びます。

世の中にあるすべてのものは、この「陰」と「陽」のふたつのエネルギーによってできているために、陰性が強いか陽性が強いかで、大きさや形状、色などに差が出ているのです。

その結果、陰は文字通り〝陰気なもの〟。色でいえば寒色系、温度でいえば冷寒。明暗では暗。密度は濃い。乾湿では湿。軽重では軽。形は丸い、長短では長い、太い細いでは細い、大小では大きい……といった特徴が出てきます。

一方、陽は、文字通り〝陽気なもの〟。暖色系、温暖、明、薄い、乾いている、重い、

陰陽の特徴と現象

	陽(求心力)	陰(遠心力)
性向	収縮 圧縮 下に向かう 集中	膨張 拡散 上に向かう 分散
大きさ	小さい、ギザギザ	大きい、丸い
形状	短い	長い
高さ	低い	高い
寸法	ズングリ	スラリ
明暗	明るい	暗い
色彩	赤、橙、黄	緑、青、藍、紫
温度	熱い	冷たい
乾湿	乾	湿
重さ	重い	軽い
濃度	濃い	薄い
速度	速い	遅い
味	塩からい、苦い	甘い、酸、辛い
ビタミン	D、K、E、A	C、B_2、B_{12}
作物	穀類	野菜、果物
元素	ナトリウム	カリウム
生物	動物	植物
性	男性	女性
性格	外向的	内向的
神経系	副交感神経	交感神経

角張ったりギザギザしている、短い、太い、小さい……といった特徴が出てきます。

陰と陽の特徴を63ページにまとめました。これらを手がかりにして、様々な事象を、どちらが陰性で、どちらが陽性かといった判断をします。これが、「陰陽のものさしをもつ」ということです。


ただ、ここで注意していただきたいのは、陰陽判断は、「これは陰性で、あれは陽性」と絶対的なものとして決めつけるものではありません。産地や食べ合わせなどによって違ってきますし、さらに、**食物の陰陽は調理法によっても変わります**。たとえば生の大根はどちらかというと陰性ですが、火を通すと陽性に傾きます。

このように、陰陽の性質は様々に変わります。また物事にはすべて陰と陽というふたつの側面があり、どちらか一方をもつということはないのです。

「ナトリウムとカリウム1対5」が健康ベスト状態

また、西洋医学ではあまり重要視されないミネラルのナトリウム（塩分）とカリウムにも注目します。

中庸の状態というのは、ナトリウム（肉などの陽性の食物に多く含まれる成分）とカリウム（野菜などの陰性の食物に多く含まれる成分）が1対5〜7とされています。

これは、健康な状態における血液中のナトリウムとカリウムの比率と同じで、このバランスが崩れたときに人は病気になっていくのです。

陰性にかたよった体は「ナトリウム不足」か「カリウム過剰」、陽性にかたよった体は「カリウム不足」か「ナトリウム過剰」ということになりますから、おのずと対処法はわかってくるのです。

いかがですか。少々難しいでしょうか。あまり堅苦しく考える必要はありません。先ほども申し上げたとおり、そもそも陰陽の性質はそのつど変わりますし、それを正確に見分けるのは難しいのです。あくまで目安でいいのです。

では、次の項目から、〝陰陽の羅針盤〟の具体的な活用法をお伝えしましょう。

「食べ物」で病気が治るその理由

陰陽のものさしを活用して食事を作るときは、①食材、②食べる人の健康状態や環境、③調理法の3つを念頭に置きます。この三位一体《さんみいったい》で陰陽のバランスをとり中庸にもっていけば、体の不調をスムーズに改善していくことができます。

まず食材についてみてみましょう。

これは、文字通り、料理に使う材料をそれぞれ陰陽のものさしではかるということです。

健康であれば中庸を心がけ、体が陰性に傾いているときは陽性な食材を選択し、陽性に傾いているときは陰性な食材を選択していくのです。

その際に目安となるよう、食材の陰陽バランス表を68～69ページに示しています。これは、

●「ナトリウム」が多く含まれるか「カリウム」が多く含まれるか
●「地中」にできるか「地上」にできるか
●「寒い土地」でできるか「暖かい土地」でできるか
●「大きくてふくらんで」いるか、「小さくてしまって」いるか
●「濃い色」か「薄い色」か

……

様々な視点から食材をみて、陰陽の比較をし、並べたものです。

→ 陽性△ ——→ 極陽性▲

○五分づき米 ●三分づき米 ○もち(分づき) ●もりそば	○大麦(玄麦) ●きび ○燕麦 ●そば ●玄米 ●ひえ ●あわ ●よもぎもち(玄米) ●玄米もち ●玄米焼むすび			
	◎かぼちゃ ○よもぎ ◎玉ねぎ ◎れんこん	◎ふき ◎ごぼう ◎にんじん ○やまごぼう	○みずたがらし ○たんぽぽ(根) ○じねんじょ	
	魚介類 〈川魚〉 ☆□鯉・どじょう □ふな・うなぎ □あゆ・やまめ・きす □いか・たこ ☆かき・しじみ	□いせえび □かに □ひらめ □かれい	〈近海〉 □たい □さけ □あじ □いわし □にしん 〈遠海〉 ■くじら ■まぐろ ■さば ■ぶり ■キャビア ☆うに(塩から)	
◎佃煮こんぶ ◎のり、岩のり ◎わかめ ◎昆布 ◎あらめ ◎ひじき	☆ふのり ☆もずく	**肉・卵類** ■豚肉 ■ブロイラー ■牛肉	■マトン ☆有精卵	■ハム・ベーコン ■ソーセージ
◎あずき ◎黒ごま		◎浜納豆 ◎セイタン(小麦たんぱく)		
○人乳(乳児用) ●三年番茶	◎☆くず(吉野くず) ☆コーレン ●黒ごま塩 ☆ヤンノー	☆たんぽぽコーヒー ☆醤油番茶 ●たくあん □チーズ	☆朝鮮人参 ☆梅生番茶 ●みそ(天然) ●梅干し ●醤油(天然醸造) ●自然塩	■精製塩 (イオン交換樹脂膜製法) ☆卵醤 ☆各種黒焼

『マクロビオティック ガイドブック』(日本CI協会)参照

食材の陰陽バランス表

▼極陰性◀―――― ▽陰性 ◀―――― ✡ 中庸

穀物	■イーストパン（砂糖入り） ■菓子パン		○とうもろこし（スイートコーン） ●うどん ○天然酵母パン（甘味入） ○天然酵母パン（塩味） ○そうめん ○白米	○小麦粉 ○マカロニ ○スパゲティ ○もち（白） ●玄米がゆ ●お好み焼（野菜・海藻入）
野菜・野草	☆なす ☆トマト ☆生しいたけ ☆じゃが芋 ☆もやし ☆みょうが	☆にんにく ○さつま芋 ◎干ししいたけ ◎里芋 ○カリフラワー ○長芋 ○大和芋 ○こんにゃく ☆□たけのこ	○たんぽぽ（葉茎） ☆ほうれんそう ○レタス ◎キャベツ ○きゅうり ◎ねぎ	◎あぶら菜（かき菜） ◎小松菜 ○パセリ ◎白菜 ◎大根 ◎かぶ
果物	□バナナ □熱帯産果物 □パイナップル □いちじく □ぶどう □なし □メロン	○柿 ☆○すいか ○桃	○いちご ☆○みかん ○いよかん ☆○きんかん	○さくらんぼ ○栗 ☆○りんご
香辛料	☆わさび ☆こしょう ☆唐辛子	○カレー粉 ◎しょうが ○カラシ粉		
海藻				○天草（ところてん・寒天） ○青のり
豆・麦加工品	☆豆乳 ■豆腐（化学凝固剤使用）	○ゆば ◎豆腐（天然にがり使用） ○きな粉 □大豆グルテン ○うずら豆 □ピーナッツ ○いんげん豆 □各種ナッツ ○大豆	○そら豆 ○納豆 ○えんどう ◎白ごま	○黒豆 ◎油揚げ ◎がんもどき ◎凍み豆腐（高野豆腐） ◎コーフー
飲み物・調味料・油・乳製品等	■コーラ・砂糖入り飲料水 ■日本酒（合成酒） □ぶどう酒 □ウイスキー ■合成酢 □ブランデー ■白砂糖 □マーガリン □はちみつ ■化学調味料 ■砂糖菓子 ■アイスクリーム	□ジュース（天然果汁） □コーヒー □日本酒（自然酒） □ビール □甘酒（醸造） □コーン油 □黒砂糖・米あめ ○オリーブオイル □大豆油・ピーナッツバター □醸造酢・みりん	○抹茶 ○紅茶 ●水 ☆煎茶（無農薬） □ヨーグルト ○椿油 ●なたね油 □紅花油・ひまわり油	☆はぶ茶 ◎ほうじ茶 ■牛乳 ☆よもぎ茶 ●白ごま塩 ◎ごまバター

凡例：●常用食物　●常用補助食　◎常備副食材　○時としてとる　☆体調により、あるいは療用品としてとる
□とらなくてよいが、季節により、年に1～2度程度　■さける　《（注）序列はあくまでも目安です》

「ごぼう」「にんじん」「大根」……下のほうにできるものは陽性

野菜の場合、地球の中心に向かって伸びる根菜類は、下へ向かうという陽の性質があるため陽性といえます。ごぼう、にんじん、大根など、土の下にできるものは陽性で、食べると体を温める働きがあります。

根菜類のなかでも、最も求心力が強くて陽性なのがじねんじょ（自然薯・自然生）です。石を砕いてでも下に伸びる強力なパワーをもっていますので、陰性にかたよって不調になった方がこれを食べると、どんどん元気になっていきます。

「れんこん」の強烈な陽パワーが呼吸器の病気に効く

れんこんは皆さんご存じのように、蓮の地下茎《ちかけい》です。地球の中心に向かうのではなく、土中で横に伸びていくものです。穴もあいていてふくらんでいるので陰性と陽性の両方の性質をもっています。

特にキュッとしまった節の部分には、ミネラルが集まっていてここに強烈な陽性パワーが詰まっています。気管など呼吸器系が弱い人におすすめです。

「根菜でも〝いも類〟は陰性」のワケ

いも類も根菜ですが、まっすぐ下に伸びるエネルギーがないので、ごぼうやにんじんに比べると陰性です。ですから、いも類をたくさん食べると陰のエネルギーで太っていきます。ガスができたり、ゲップが出たり、胸やけを起こしたりするのも、陰性のゆるめる働きによるものです。

このように、いも類は陰性ではあるのですが、土の下にできるので、食べても体を冷やすということはありません。ちなみに、ピーナッツなどの根菜類でないものでも、地中にできるものは体を冷やす方向には働かないものです。

緑の葉っぱ類、トマト、なす……上にできるものは陰性

これが、小松菜やキャベツのような葉ものや、トマトやなす、ピーマンといった実もののように、土から離れ、空に向かって広がっていく野菜は、上へ向かうという陰の性質があるため陰性です。このような野菜は根菜類に比べると、エネルギーを発散させる力が強くなり、体を冷やす特質があります。

マンゴー、バナナは体を冷やす代表選手

野菜よりももっと空に近いところで実り、水分も糖分も多い果物は、さらに陰性です。逆にいえば、陰性ゆえに太陽熱を求めて上に伸びるのです。

果物のなかでも、寒い地方で育つりんごは比較的陽性なほうですが、南国で育つバナナやマンゴーなどはたいへん陰性が強いため、好んで食べていると冷え性になりやすいので注意してください。

このように、体を冷やす度合いは食材によって差がありますので、いただく量を体質や体調に合わせて調整していくといいでしょう。体が温まっていて元気な方は葉ものや実ものを制限する必要はなく、果物も食べ過ぎなければ問題ありません。

冷え性ぎみで気分も落ち込みがちという陰性タイプの人は、体を冷やす食材を減らし、ごぼうやにんじんのような根菜類を増やすだけでも、体調が変わってくるはずです。低血圧のような陰性症状が出ている人は、冷やす食材を一時完全に控えたほうがいいでしょう。

肉・魚介類を食べるときのコツは？

肉や魚、卵などの動物性食品は、ナトリウムを多く含む陽性食材です。

陽性食材は、前述した体を冷やす陰性食材と対極の「体を温める食材」です。

体が温まるのならいいだろうと思われるかもしれませんが、これらにはナトリウムが多く含まれていて、多くとり過ぎると体を温め過ぎてしまうのです。

それだけでなく、陽性の〝しめるエネルギー〟が血管や細胞を収縮させて、高血圧や動脈硬化などの生活習慣病を誘発する可能性があります。

ただ、海藻と、海水や川の水で育ち、身が赤くない魚の場合は、肉に比べれば陰性です。

ですから、まずお肉をやめるところから実践してみてはいかがでしょうか。

お魚をいただく場合は自分で捕まえることができるくらいの大きさにし、必ず2倍以上の量の野菜を添えてください。やむをえず肉をいただく際にも、できるだけたくさんの野菜を一緒に食べましょう。

その際、お肉と魚では添える野菜を変えなければなりません。

消化吸収を助け、陰陽バランスを整える食材が違うのです。白米や天ぷらなども含め、最適な取り合わせを表（左ページ）にしましたので、活用し、なるべく体に負担をかけない形でめしあがってください。

陰陽バランスがとれた理想の穀物は？

陰陽表で中間に位置する食材が、穀物です。そのなかで、麦類は陰性のエネルギーが強く、体を冷やす方向に働きます。一方、そばや雑穀のひえは陽性のエネルギーが強く、体を温める方向に働きます。

昔の玄米は、ナトリウム対カリウムが1対5で、陰陽のバランスが人の血液とほぼ同じ中庸の穀物でした。この玄米を主体にして食べていると、陰性に傾いた体も陽性に傾いた

食べ物の取り合わせ

肉類	ねぎ、しょうが、にんにく、にら、しいたけ、こしょう
卵・鶏肉	しいたけ、ねぎ
甲殻類や貝類	レモン、または自然酢
近海の魚類	大根おろし
遠洋の魚類	わさびおろし
川魚	たで酢　(鯉の洗いは酢みそ、うなぎは山椒)
塩干し魚	レモン、冷凍みかん
白米・もち	梅干し
てんぷら	大根おろし
フライ	レモン汁、トマト、魚のフライの場合は３倍の野菜

食べ過ぎ時の対処法

ごはん類の食べ過ぎ	りんご汁にレモン汁１～２滴を落として飲用
肉類のとり過ぎ	レモン汁を水で薄めて飲む。または、干ししいたけのもどし汁を火を通してから飲む

体も、中庸に向かっていったのです。いまは農薬や化学肥料の影響で、カリウムの比率が高くなり、昔のものに比べて陰性な玄米が多くなりましたが、それでも白米よりずっと利点が多いと思います。

玄米の胚芽には、食物繊維や各種ミネラル、ビタミン類が豊富に含まれています。ビタミンCは含まれていませんが、体内に入ってからビタミンCになるプロビタミンCが含まれていますので、つとめて他の食材からとらなければならないということがないのです。

白米を主食にした場合は栄養が足りないので、いろいろなおかずを一緒に食べなければなりません。しかも、どんなに副食を食べても、玄米に含まれる成分を補うことはできないのです。

現代人の食事は、主食が少なくて副食が多く、それが体の不調を招いています。しかも、陽性過ぎるお肉や魚のおかずが多く、その消化吸収を助ける野菜のおかずが少ないのがさらに問題です。

理想的な主食と副食のバランスは、私たちの歯の構成が教えてくれています。

歯は、その動物がどのような食性をもっているかをよく表わしています。たとえば、肉食動物の歯は、獲物を捕らえるのに役立つ犬歯が発達しており、また他の歯も鋭く尖り肉を切り裂くのに適した形をしています。

草食動物は、草や木を噛み切るのに適した歯と、草木の繊維をすりつぶす臼《うす》状の歯をもっています。

私たち人間はというと、32本の歯のうち20本は、穀物をすりつぶすための臼歯《きゅうし》です。そして8本は、野菜の繊維を切るための切歯《せっし》。残りの4本が、お肉や魚を食いちぎるための犬歯《けんし》です。

ここから導き出すと、穀物と野菜と動物性食品の比率が、7対2対1の食事が理想的なことがわかります。

ですが、私は、さらに動物性食品を減らすようおすすめしています。その理由はすでに述べましたが、私たちが動物をいただくということは自然の理に反していて、「古血古肉《こけつこにく》」を食べていることになるからです。

植物性であっても動物性であっても、おかずは中庸の穀物よりも陰性か陽性にかたよっています。**主食よりもおかずが多いと、体も心も陰性になったり陽性になったりと、大き**

く揺れて、なかなか安定した健康状態を保てないものです。

玄米ごはんを主にした食事に切り替えますと、体調も精神状態も安定していくのが実感できます。

塩、しょうゆ、みそは「陽性」

調味料も、陰陽のものさしでみながら使用していきますと、体質や体調の改善にたいへん役立ちます。

味つけの好みは、人それぞれ。薄味が好きな方もいれば、しょっぱいものが好きな方もいます。甘党の方がいるかと思えば、甘いものはどうも苦手という方もいます。また、日によって甘いものが食べたくなったり、しょっぱいものが食べたくなったりということもあります。

これは、まさに体の陰陽バランスの現われなのです。人は陰性状態のときに陽性な塩気を欲し、陽性状態のときには、陰性な甘みを欲するのです。

塩は、極陽性なナトリウムを主成分とするため、体に入るとしまる、縮むといった極陽性の働きをします。ですから、塩だけをなめていると体がかたくなってしまいます。漬物や煮物のように野菜のなかに塩を含ませた形でとると、体に優しいのです。ごま塩なら、ごまが陰で塩が陽ですから、バランスがとれています。

前述のように、血液中の成分はナトリウム対カリウムが1対5～7ですから、料理を中庸に仕上げるためには、「陽性1対陰性5」くらいを目安にしてください。陰と陽が完全に調和したとき、料理はおいしくなって、体にも効率よく吸収されます。

豆類のなかでも陰性な大豆と塩を組み合わせたみそやしょうゆは、塩よりも有効な調味料です。いずれも、大豆を煮て麹《こうじ》と塩を混ぜ、月日を経て発酵させ、美味な調味料にしていますが、陰陽を上手に組み合わせたものだと思います。

どちらもいまは短期間に造られ、添加物の混ざったものが出回っています。ですが、料理の味を左右するものですし、毎日使ううちに体にも影響が出てきますので、よく吟味して購入してほしいと思います。

塩は、海のミネラルを含んだ天然塩が理想的です。しょうゆとみそは、自然にこだわって栽培された大豆や麦を使い、伝統的な製法で長期熟成させたものをお使いください。

砂糖、油、酢は「陰性」

塩と正反対の、極陰性の位置にある調味料が白砂糖です。別のところで砂糖についてはは詳しく述べましたが、体に及ぼす砂糖の弊害は、すべて極陰性のエネルギーによって引き起こされるのです。

甘いものが食べたいときには、米飴を使ったお菓子を作ってはいかがでしょう。私は麦芽糖や干し柿もお菓子作りに用いてきましたが、優しい甘みがたいへん喜ばれました。

最近は、かえでの樹液から作られたメープルシロップを使う方が多いのですが、アメリカやカナダで生産されるものですから、昔は日本にありませんでした。現地のネイティブの人たちが食材にするのは自然ですが、日本では「身土不二」（29ページ）にはずれてしまいます。メープルシロップを使うのでしたら、黒砂糖のほうがいいように思われます。

【油】

やはり陰性に分類されるものに油がありますが、水に浮くことから、水よりも陰性な液体であることがわかります。陽性な物質より、陰性な物質のほうが軽いのです。

その陰性の油のなかでも、少しでも陽性の強いものを選んだほうが、体に優しいといえます。地面に近いところにできるごまや菜種を原料とした油は陽性で、酸化しにくい油です。大豆も低いところにできますが、粒が大きいため、大豆油はごま油よりもずっと陰性な油になります。

オリーブオイルは、木の上になるオリーブの実が原料で、これは果物に近いため、肉料理に合う油といえます。ですから、動物性食品の摂取が多い欧米人にはオリーブオイルがよいということになります。

麻の実で作られるヘンプオイルや亜麻仁油《あまにあぶら》は、血圧を安定させたり中性脂肪を減らしたりする不飽和脂肪酸の一種「オメガ3」が豊富ですが、酸化するとかえって害がありますので、加熱できません。生で使うことになりますので、陰性が強くなってしまうところが難点です。

加工食品や外食産業では、パーム油という安価な植物油がショートニングやマーガリンとなって使用されていることが多いのですが、この油は熱帯地方で育つ高木《こうぼく》、アブラヤシという植物の実を原料にしていますので、たいへん陰性です。即席めんやファストフード、ケーキなどに多用されていますので、ご注意ください。

日常で使う油としては、炒め物や炒め煮には、最も陽性なごま油を、揚げ物には、次に陽性な菜種油を主に使って、香りづけにごま油を落とすといいでしょう。購入の際には、昔ながらの玉締《たまじ》め法（御影《みかげ》石の玉を使って油を搾る方法）で作られたものを選ばれるといいでしょう。

【酢】

お米を発酵させて造られる米酢は、陰性な調味料ですので塩と合わせて使用します。梅酢は塩分が入っていて比較的陽性ですので、塩を入れないで調味します。陰性症状がある場合、酢めしや酢の物には、この梅酢を使うといいでしょう。

りんご酢やかんきつ酢など、どれも陰性が強いものですが、健康体であれば使用できます。

米酢は醸造期間の長いもののほうが、体になじみやすくていいでしょう。

あなたは「陰性過多」？「陽性過多」？

「三位一体の料理法」のふたつ目の項目は、食べる人の健康状態や、住んでいる土地の気候風土などの環境的な条件を考慮することです。

その人の体質や不調の原因が「陰性過多」か「陽性過多」かを判断し、気候の陰陽、土地の陰陽などの条件を加味して食事を考えていくのです。

これは、日ごろから陰陽のものさしをもち、日常生活の様々な場面で、陰性か陽性かの判断をしていくと、自然と身についていきますので、ぜひ楽しみながらなさってください。

寒い季節は暑い季節に比べて陰性で、暑い季節は陽性です。

春夏秋冬でみますと、冬がいちばん陰性で、暖かくなるにつれてだんだん陽性になっていき、真夏に陽性のピークを迎えます。ですから、冬には体を温める陽性な食べ物が必要で、夏には体をクールダウンする陰性な食べ物が必要になるのです。

住んでいるところでいえば、寒冷な地方は陰性で、暑い地方は陽性です。湿気のあるところは陰性で、乾燥した土地は陽性。高度の高い土地は陰性で、低い土地は陽性です。ですから、山間部は陰性で、海岸部は陽性といえます。つまり、山間部に住んでいる方は、海岸部に住んでいる方よりも、少し陽性な食事を心がけたほうがいいということです。

人間も、体の大きさや肌の色だけでなく、いろいろなファクターで陰陽を判断することができます。

体が冷えていて寒がりの人、虚弱な人、動きがゆっくりな人、声の小さな人、高い声の人は陰性です。

体が温まっていて暑がりの人、活力のある人、機敏な人、声の大きな人、低い声の人は陽性です。

体の陰陽状態をみるときには、「体質」と「体調」の両方をみなければなりません。

「体質」は胎児のときにほぼ決まりますが、その後、生まれたときの陰陽のかたよりを、逆の食物を食べてバランスをとろうとしますので、体質にはそれも影響します。

人間は、36億年という生命の歴史を、わずか10カ月に圧縮して、胎内で過ごします。ですから、妊娠中の母親が何カ月目に何を食べたかが、顔や体を見るとわかります。たとえば、目の位置がどこにあるか、口がどんな形かなどを見ますと、そこの細胞ができる時期に母親が食べたものを知ることができます（そういった特徴を診る方法を「望診法」といいます）。

「体調」とは日常的に食べたものが、表に出た状態のことをいいます。つまり、今日食べた食事が今日の体を作っているということです。

日々の食事が陰性に過ぎますと、低体温や低血圧になっていき、放置しておくと、白血病や膠原《こうげん》病などの陰性病を引き起こす可能性が出てきます。

逆に食事が陽性すぎますと、陽性型の高血圧になり、放置しておくと、動脈硬化や脳溢血などの陽性病を引き起こす可能性が出てきます。

同じ心臓の病気でも、心臓肥大は陰性ですが、心筋梗塞は陽性です。

冷え性にも高血圧にも、陰性タイプと陽性タイプがあります。

病気を作った材料が違うということです。

陰性の病気は、陰性の食物の過剰摂取や陽性の食物の不足が原因で、陽性の病気は、陽性の食物の過剰摂取や陰性の食物の不足が原因なのです。

次に、痛みや炎症、かゆみなど、体に何か症状が出る場所についてですが、体の上方に出る場合は陰性で、下方に出る場合は陽性です。左側に出る場合は陰性で　右側に出る場合は陽性。おなか側に出る場合は陰性で、背中側に出るのは陽性です。肩こりでも頭痛でも、左右のどちらに出るかで、陰陽の違いがあるのです。

基本的に、陰性に傾いた体には陽性の食べ物を使い、陽性に傾いた体には陰性の食べ物を使って中庸にもっていくわけですが、体の状態が陰性なのか陽性なのかがわからないこともよくあります。そのようなときは、体温を計ってみてください。36度を下回っている場合は、陰性と判断できます。

実際には、食べてみたらおいしい、おいしくない、といったことでほとんど判断できると思います。

ただし、健康な方はあまり陰陽にこだわらなくても、穀物を主体にした中庸の食事を心がけていれば大丈夫です。

体の陰陽の目安

	陽	陰
暑い・寒い	体が温まっていて暑がり	体が冷えていて寒がり
体の強弱	活力がある	虚弱
動き	機敏	ゆっくり
声の大きさ	大きい	小さい
声の高さ	低い	高い
味の好み	甘みを好む	塩気を好む
性格	怒りやすい	落ち込みやすい

こんなに簡単！「体を陽性にする料理」「体を陰性にする料理」

「三位一体の料理法」の3つ目は、調理法の陰陽です。

これを知っていますと、同じ食材を使って、陰性な料理を作ることも陽性な料理を作ることもできます。そうすれば、陰性症状をもっている人には陽性な料理を、陽性症状をもっている人には陰性な料理を用意することができます。

料理を陽性にするためには、①**熱を加える**、②**塩を加える**、③**干す**、④**圧力をかける**、⑤**時間をかける**の5つの方法があります。

反対に料理を陰性にするためには、①**熱をあまり加えない**、**または生で使う**、②**塩分を減らす**、③**時間をかけない**、ということになります。

これは、どんな食材にもあてはまることですが、ここでは大根を陽性化することを例にとってみていきましょう。

❶熱を加える

生の大根は陰性ですが、火を通した大根は陽性です。つまり大根サラダに比べ、ふろふき大根や大根の煮物のほうが陽性だということです。

そして、同じ大根の煮物でも、サッと煮たものより、よく火を通して煮たもののほうが陽性になります。

ですから、陽性過剰で体が温まりすぎている人にはサラダもいいのですが、陰性過剰で冷えている人の体にはこたえてしまいます。逆に、よくよく煮しめたようなおかずをおいしく食べられないときは、体が陽性に傾いているという判断もできます。

火を通す方法、つまり調理法の違いでも、料理の陰陽は変わってきます。陰性なほうから並べますと、「ゆでる・煮る・蒸す・焼く・炒める・揚げる」となります。ただ、調理時間の違いが影響しますので、一概にはいえません。

「炒める」は、中国料理ですと火力が強いために、油の陰が飛びますが、日本の家庭のコンロでは、火力が弱くて油の陰が残りやすいので注意してください。

「揚げる」は、油という陰が熱の陽性を引きつけますので、食材をいちばん陽性化します。

ですが、油そのものは陰性ですので、たくさん食べると体内に油が残りやすく、かえって体を陰性にしてしまいます。胸やけがしたり、かゆみが出てくることもありますし、肝臓にも負担をかけますので、揚げ物を食べるなら、ひと月に4回くらいにし、少量を心がけましょう。

❷塩を加える

薄味に煮た大根を食べたとき、私たちはホッとして、なんだかリラックスするのではないでしょうか。一方、しっかりした味つけの大根を食べたときは、体がシャキッとして、力が湧いてくるような気になります。それは、極陽性のナトリウムの働きなのです。

塩、みそ、しょうゆの使用量を加減することで、料理の陰陽を調整することができます。食べる人の状態を配慮して、陰性タイプには濃いめにし、陽性タイプには薄味を心がけるようにしてください。

ただし、本人がおいしく食べられることが前提です。陰性の症状を出していても、体のどこかをゆるめたくて薄味を求めるケースもありますので、その場合は本人の意向を優先するとうまくいきます。

❸干す

水分が多くてふくらんでいる生の大根と、カラカラに乾燥して、すっかり縮んでいる切り干し大根とを比較すると、生の大根のほうが陰性で、切り干し大根のほうが陽性です。切り干し大根は、太陽から発せられた陽性な遠赤外線を吸収し、大根のミネラルが結集している薬効のある食品です。

同様にみていくと、生しいたけよりも干ししいたけのほうが陽性、豆腐よりも高野豆腐のほうが陽性、ぶどうよりレーズンのほうが陽性と判断できます。

❹圧力をかける

圧力をかけることで、食材を陽性化することができます。ですから、玄米は、土鍋や普通の鍋、炊飯器などで炊くより、**圧力鍋で炊いたほうが、ずっと陽性なごはんになります。**

そのため、大人に比べると陽性な子どもは、圧力をかけないで炊いた陰性なごはんを好むことが多いのです。大人でも、暑い季節（陽性な季節）にはそのようなごはんを好む方が増えます。

漬物で、おもしをすることも、圧力をかけていることになります。

❺時間をかける

これは、「自然の調理」といってもいいでしょう。私たちが手を加えなくても、ただ時を経るだけで、自然は発酵の働きを利用して、食材を陽性に変えていってくれるのです。

日本が誇る漬物は、この方法を使ったすばらしい食品といえます。たとえばたくあんは、まず生の大根を日に干して陽性化し、塩を加えてさらに陽性化します。そしておもしで圧力をかけ、時間をかけて漬けます。こうしてできあがったたくあんは、たいへん陽性な食品に変わるのです。

料理とは、天地の理《ことわり》を料《はか》る、つまり理解することです。その理がわかりますと、どんなに陰性な食材でも、料理で陽性に変えてしまうことができます。地面から離れて木になる梅の実は陰性ですが、塩を加えて漬け、途中天日に干して、さらに3年、5年と漬けていきますと、酸味と塩気が溶け合い、薬になるくらいの陽性パワーを備えていきます。

ですから、圧力鍋で炊いた玄米ごはんに梅干しやたくあんを添えた食事は、陰性な症状を改善していくのにとても有効なのです。

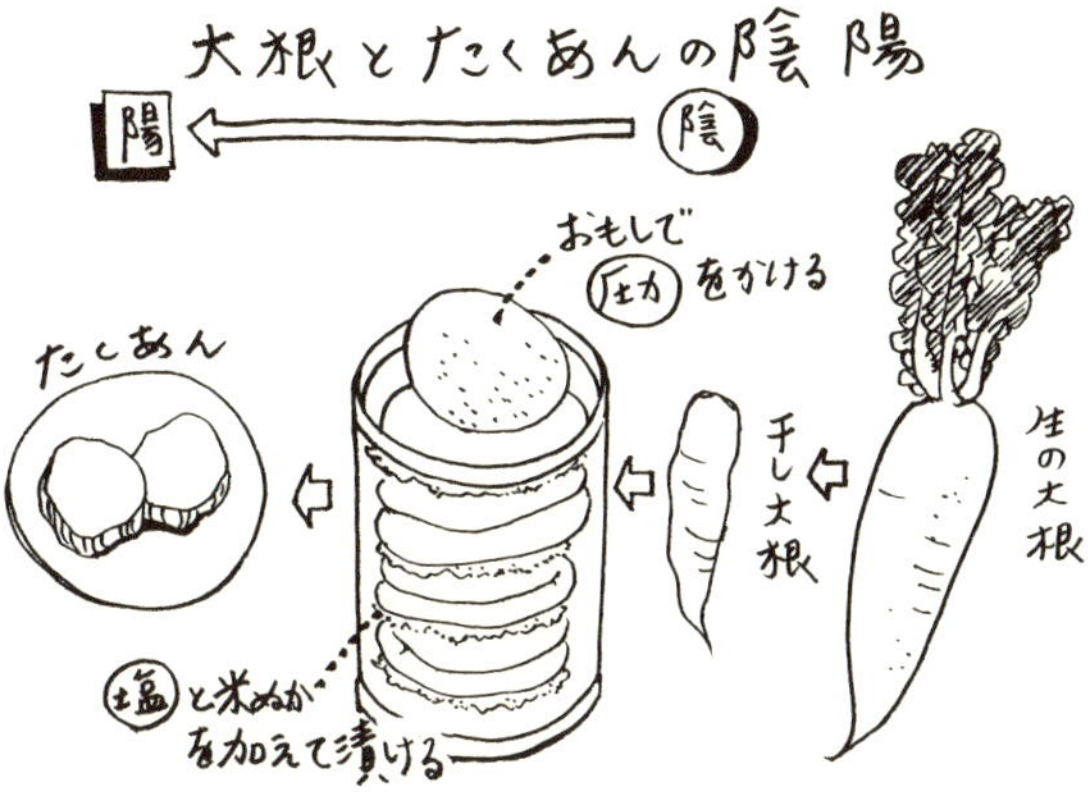

反対に陽性な症状を改善しようと思ったら、圧力をかけないで炊いた玄米ごはんに、薄味の浅漬けやサッと火を通した野菜を添えればいいということがわかります。

このように、「食材の方向性」と「食べる人の健康状態や環境条件」、「調理法」の三位一体で体内の陰陽バランスを整えていけたら、自分で自分の健康を守っていくことができるのです。

Part 4

〔症状別〕薬に頼らない病気の治し方

偏頭痛から糖尿病、うつ、腰痛……家庭の食材で解決！

体の「内側」と「外側」から症状にアプローチ！

いつも痛いところがあったり、そうではなくてもときどき起こる症状があったり、なんとなく不快感を抱えていたりという状態ですと、毎日を晴れやかに過ごすことができないのではないでしょうか。

そういう人が少しでも早くつらい症状から解放されて、元気に暮らしていけるようになるために、症状別の食べ方と手当て法をまとめてみました。

マクロビオティックの料理や手当て法には、ある特定の症状を改善させるものが多いのですが、基本は玄米とみそ汁、ごま塩の「玄米リセット食」です。指定の料理を食べ、飲み物を飲んでさえいれば、ほかに何を食べても大丈夫というものではありませんのでご注意ください。

食事と内服の手当て法で体の内側にアプローチをしたら、外用の手当て法で体の外側からアプローチします。体にピッタリ合うものであれば、高い効果を実感できます。ピッタリ合っているかどうかは、口に入れるものの場合は、「おいしいかどうか」が基準になります。そして、外用手当ての場合は、「気持ちがいいかどうか」です。湿布や腰湯など、気持ちがよくない場合は体に合っていないと判断してください。

ひざ痛・腰痛

ひざ痛や腰痛は、関節や腰骨の異常というよりも、実は腎臓の弱りからきているケースが多いのです。ですから、腰の後ろの腎臓のあたりにしょうが湿布（252ページ）を施して温めるといいでしょう。

食事はあずきかぼちゃ（219ページ）が腎系の疾患にいいので、1日1回、お椀に半分くらいをいただくといいでしょう。その際、薄い塩味にして作ってください。あまり濃いと、あずき本来の味がわからなくなってしまうということもありますが、あとで水が飲みたくなるのがいちばんの問題です。

腎系の疾患は、体内における水の循環にかかわるトラブルなので、お茶などの飲み物を極力控えると治りが早いのです。果物も水分が多いので、注意してください。

週に1～2回は、そばクリーム（231ページ）をめしあがってください。そばクリームがおいしくない場合は、すいか糖（284ページ）をお試しください。

また、半身浴で腰から下を温めるのは有効ですので、1日に2～3回はするといいでしょう。絹の5本指ソックスに、木綿の靴下を重ねてはくのもおすすめです。

メタボリック・シンドローム

断食がいちばんいいのですが、難しい人は薄い玄米がゆ（197ページ）1椀を1日2回いただく半断食を3日ほどしてみましょう。玄米リセット食を、約10日間するだけでも、かなり違うはずです。玄米リセット食のみそ汁には、内臓脂肪を溶かす玉ねぎやしいたけ、海藻類を必ず入れましょう。

なにより、よく噛むことが大事です。玄米をかために炊いて、玄米リセット食のひと口目によくよく噛むようにします。そうすると、ふた口目以降は前よりずっと噛めるようになっています。

メタボリックの方は、あまり噛まない人が多いのですが、噛まないとたくさん食べてしまうだけでなく、唾液のかわりに水分を多くとってしまうのです。そうすると、水太りになりますし、内臓もゆるんでしまいます。

普段から水分を控えるのもメタボ対策のポイントですが、控えると内臓の働きもよくなります。腸や肝臓の働きが弱っていて脂の処理が充分できないため、体に脂肪をため込んでいるケースが多いので、その改善にもなります。

いま体にためている水分を出すためには、すいか糖（284ページ）が有効です。

また、日常生活で腰まわりを動かしていないと、脂肪がたまりやすくなります。ですから、腰を動かす運動をするといいのですが、おすすめはお相撲さんがする四股《しこ》です。毎日四股を踏んで、スリムになった人もいます。

貧血

貧血には陰性のものと陽性のものがありますが、日本人には、陰性の貧血の人のほうが圧倒的に多いです。

陰性の貧血は、体内の塩分や鉄分などのミネラル類が不足していて、血液が薄くなっている状態で、赤血球が足りなくなっています。この場合は、唇の色が薄かったり、アカンベーをしてみると、下まぶたの裏側が白くなっているので貧血とわかります。

対策は、果物や水分など、血液を薄くする陰性の飲食物をとらないように心がけることです。てっかみそ（224ページ）は、小さじ1杯でみそ汁5〜6杯分の造血効果があるので、毎日欠かさないようにしてください。ひじきとにんじん、油揚げの煮物（216ページ）もおすすめです。

陽性の貧血の場合は、体内の塩分ミネラルが多過ぎて、血管が細くなっているという状態です。アカンベーをすると、下まぶたの裏側は赤くなっています。

こういう人は、コーヒーを好む傾向があります。陰性なコーヒーを飲めば、血管がパッと広がり、血流が盛んになって元気が出るからです。ですから、たまにいただく分にはいいでしょう。

陽性の貧血の改善に役立つのは、しょうがです。しょうが番茶（269ページ）を1日1回飲むといいでしょう。また、陽性貧血の人はお風呂に日に何度も入って体から塩気を抜き、血流をよくしましょう。

めまい

ほとんどの場合、めまいを起こす人は血流が悪く、血液が酸性になっています。体内で血液がうまく循環していないために、めまいが起こっているのです。

朝起きてすぐのめまいから始まり、1日3回くらい起こすという人に玄米をすすめたのですが、玄米がゆ（197ページ）を4日食べただけで、めまいを起こさなくなりました。

こういう人に、甘いものは厳禁です。お菓子や砂糖入りの飲料を控えるだけでなく、料理にも砂糖を入れないように注意しましょう。

甘いものは、頭部にトラブルを起こすことが多いのです。コーヒーに砂糖を入れるのが習慣になっていて、めまいを起こしている方が多いはずです。

便秘

便秘も陰性のものと陽性のものがありますが、いずれにも効くのが、薄い塩味で煮たあずき昆布（221ページ）です。食べる直前に、ごま油を1、2滴落としてめしあがってみてください。あずきには腸のなかの酵素を活性化させる働きがあり、掃除をしてくれます。これに腸を刺激するごま油を加えると、お通じがよくなるのです。

腸が弱い人は、下唇がゆるんで厚くなっているのでわかります。こういう人は腸に便を押し出す力がないために、便秘になっています。これが陰性の便秘です。

原因は、ほとんどが糖分のとり過ぎ。果物をたくさん食べていたり、ビールや清涼飲料水などを飲み過ぎている人も、陰性の便秘になりやすいです。

陽性の便秘は腸がかたくしまっているために、便が詰まりやすくなっている状態です。バナナやヨーグルトを食べたり、牛乳を飲むと出る、という人が多いでしょう。この場合は、水分や生野菜、果物を補って、体を陰性にしていくと改善されていきます。食事の塩分を減らすことも有効です。

嫌なことばかり口にして、いつも機嫌が悪いおばあさんがいたのですが、その人は便秘をしていました。でも、じねんじょを食べたらすぐに便がたくさん出て、急に優しくなったのです。じねんじょは腸の働きをよくするので、早くお通じがあります。すりおろしただけで天ぷらにできますし、輪切りにして煮てもおいしいです。

高齢者が脳溢血や心筋梗塞を起こすときは、ほとんどの場合、便秘をしています。便秘していると、古い血液が血管を逆流し、血管を詰まらせる原因になるのです。ですから、脳溢血で倒れても、下剤でおなかを掃除すれば、後遺症を防ぐことができる可能性があります。

便秘は、運動不足によっても起こります。足があまり刺激されていないと、便秘になりやすくなるのです。いまは、多くの駅にエスカレーターやエレベーターがついていて、階段を昇り降りすることも少なくなりましたし、床を雑巾がけするようなこともなくなってしまいましたので、皆さんお月謝を払って、エアロビクスやダンスに行くようになりました。けれど、本当は掃除がいちばんいい運動になります。

下痢しやすい

排便のあと、ペーパーに何もつかないのが理想とされていますが、下痢がちな人は、何度ふいてもペーパーに便がついてしまいます。体が陰性の状態ですと、腸に便を保っていることができません。こういう人は、甘いものや果物で体を冷やし、腸をゆるませてしまったのです。

男性の下痢の原因の多くは、アルコール類だと思います。男性で頻繁に下痢する人は、いい仕事ができないと思います。責任ある仕事をまかせることができないでしょう。なにしろ、しまりがないのですから。

下痢しやすい人は、毎日たんぽぽエキス（市販品は陽泉《やんせん》・282ページ）を、小さじ1杯とると、治りが早いです。食事には必ずてっかみそ（224ページ）を添えてください。ごま塩（182ページ）も腸を引きしめるのでいいです。

下痢のときは玄米がゆ（197ページ）に梅干しを1個を入れ、しょうゆを少し落としていただきましょう。くずも整腸作用があるので、くず練り（270ページ）をごはんがわりにしたり、くず湯（272ページ）をお茶がわりに。

下痢がちだからとおかゆを食べる人がいるのですが、腸をゆるませるおかゆを食べていたら治りません。むしろ、お焦げごはんや玄米焼きおにぎり（204ページ）といった陽性なごはんをよく噛んで食べるほうが、腸を引きしめていいでしょう。

おなかを温めるのは有効なので、半身浴や足湯（265ページ）をするといいでしょう。こんにゃく湿布（258ページ）も、ぜひやってみてください。

風邪をひきやすい

体を冷やすことの多い生活環境のために、風邪をひきやすくなっていることもあるでしょう。それとは別に、よく食べ過ぎたあとに風邪をひくことがあります。これは腸がダメージを受けている証拠です。

風邪をひきやすいのは、抵抗力がないということになりますが、そういう人は普段から体温が低いのではないでしょうか。その場合は、ねぎやにらの入ったみそおじや（229ページ）を食べるといいでしょう。

みそで体を温め、ねぎやにらの薬効で抵抗力をつけていきます。風邪をひきやすい体質そのものを、変えていかなければなりません。一時的な病気を治すのとは違うのです。

足湯（265ページ）も、たびたびしてみてください。

風邪をひいてしまったときには、大根湯（281ページ）を飲むと、早く治ります。

体が酸化している状態です。ごま塩（182ページ）や大根おろしのアルカリを使って、調整していく必要があります。梅干しの黒焼き（273ページ）を、耳かき1杯ほど口に入れるのもいいでしょう。

酸化したものは、炭素ですぐ中和されるのです。ですから、胃もたれしやすい人は、梅干しの黒焼きを常備しておくことをおすすめします。

胃もたれ

全身の細胞がゆるんでいて胃下垂になり、何か食べるともたれるという人もいらっしゃいます。その場合は、体が陰性な状態になっているので、陰性な大根おろしではなく、日常から陽性なごま塩を欠かさずいただくようにして様子を見なければなりません。

食事をすると口が酸っぱくなったり吐きたい感じがする場合は、胃酸過多の可能性があります。これは、ごはんにごま塩をかけ、大根おろしを添えていただくだけで改善していきます。

胃もたれするときの食事は、8時間炊いた玄米がゆ（201ページ）が消化抜群なので、いちばんいいと思います。胃が元気になって食欲が戻れば、かたいごはんが欲しくなってくるでしょう。

玄米ごはんをいただくときは、とにかくよく噛むことを心がけてください。

偏頭痛

頭の右側に起こる頭痛は陽性型で、後頭部はもっと陽性です。一方、左側に起こるのは陰性型で、前頭部の頭痛はもっと陰性です。頭全体が痛むのは、陰性食品も陽性食品も、ごちゃ混ぜでとりすぎたために起こっています。

右側や後頭部の頭痛は、過去、体に取り込んだ動物性食品によって酸化した血液が、頭に上がって痛むのです。この場合は、大根おろし汁入りしょうが油（260ページ）を頭皮にすり込みましょう。大根おろしをおちょこ2杯くらいいただくのも効果的です。

主食は、土鍋で炊く玄米ごはん（155ページ）がおすすめです。水を少し多めにし、ひと晩水につけてから炊いてください。

頭の左側や前頭部に出る頭痛は、過去にとってきた果物や砂糖などの陰性食品が原因です。体から塩分が抜けてしまっている状態ですので、梅生番茶《うめしょう》（266ページ）を飲むと改善するでしょう。

主食は、圧力鍋で炊く玄米ごはん（150ページ）がおすすめですが、小食にするのがポイントです。

どんな病気にもいえることですが、本当は断食すれば早く治ります。頭が痛むときは、あまり食べなくてもいいでしょう。ですから、せめて小食を心がけてください。

どちらの頭痛も、悪い状態の血液が頭に上がっていて、その血液は酸化しているので、環境を変えるなどして、いい空気を吸うのも効果があります。

手で押してマッサージをするのも効果的ですが、両首筋にしょうが湿布（252ページ）を施すと、かなりラクになるでしょう。

冷え性

冷え性にも、陰性型と陽性型があります。甘いものや果物、生野菜、アルコール類、ジュースや清涼飲料水など、陰性な飲食物をとり過ぎて、すっかり体を冷やしてしまったというのが陰性型です。

血液の質が陰性になっていると、その血液は体の上部に上がってしまい、頭がカッカして痛くなったり、肩が痛くなったりします。こういう状態のときは、手先や足先の毛細血管まで血液がうまく回らずに循環が悪くなるので、手足が冷たくなってしまうのです。

こういう人は、首から下が全体的に冷えていて、特に手先、足先がひどく冷えています。このような状態は、血液が酸性になっていても起こることです。

この場合は、梅生番茶（２６６ページ）を毎朝飲むといいでしょう。朝食前でもあとでもかまいません。できれば、１日２回くらい飲むと、冷え性の改善が早まります。

朝起きたてには水を飲みたいという人は、梅生番茶をおいしくいただけないはずです。その場合は体に合っていないので、無理をしないでください。そういう人は、陽性型の冷え性だと判断できます。

陽性型の場合は、動物性食品を過剰にとってきたために血管がかたくなり、縮んでしまったことが原因で冷え性になっています。この場合は、陰性の食材を使って血管を拡張すると、体は温まってきます。

特におすすめは、しょうが番茶（269ページ）です。これにはちみつを加えればパッと血管が開き、さらに血液の循環がよくなります。

玄米甘酒（209ページ）にしょうがのすりおろしを加えたものも、血管が開いていいでしょう。

日々の食事の注意点ですが、陰性型の冷え性の人の場合は、料理にくずとみそ、しょうゆを頻繁に使うよう心がけてください。

野菜は、体を温める根菜類をメインにしましょう。ごぼうやにんじん、れんこん、じねんじょなどです。

土のなかにできても陰性ないも類は体を冷やさないのですが、細胞をゆるめますので、あまりおすすめできません。

なにより大事なのは、体を冷やす食べ物をとらないことです。先ほど述べた陰性な飲食物を摂取していたら、梅生番茶を飲んだり根菜メインの食事を続けても、改善は難しいと思います。

陽性型の冷え性の人の食事については、動物性食品と油を控えることがポイントになります。

どちらの冷え性でも、食事と平行して冷えを改善するようなことを習慣づけることが大切です。掃除でも散歩でもいいので、血流をよくする運動を心がけてください。温泉もおすすめですが、陽性型でしたら炭酸の泉質の温泉に行くようにし、サウナ風呂や酵素風呂もいいでしょう。

また、靴下を重ねばきしたり、お風呂の入り方を工夫してみてください。

抜け毛・白髪

毛根に脂が詰まって抜け毛になったり白髪になったりしているケースは、陽性型です。この場合は、お肉や魚をたくさん食べて野菜不足であったために、その脂肪分が毛根をふさいでしまっているのです。いまは、動物性食品の過剰摂取によって若白髪になったり、抜け毛に悩まされている若者が大勢います。

ラードを見てもわかるように、動物性の油脂は、冷えると固まってしまうので、毛根をふさぐことになるのです。一方、植物性の油は固形にならないで流れるため、毛根を詰まらせるようなことがないのです。

動物性食品を控えればいいのですが、それができない場合は、野菜や海藻をお肉や魚の倍量食べるようにしてください。野菜は油脂を溶かし、海藻は血流をよくしてくれます。ねぎやしょうがなど、薬効のあるものを添えるのも忘れずに。

陰性型の抜け毛や白髪は、細胞に力がなく、皮膚がゆるんでいるために毛髪にとどめておけないというケースです。

この場合は全身の問題ですので、食事を改善して体じゅうの皮膚を強くしていくことが必要です。そうでなければ、いろいろな形でトラブルが発生します。

皮膚を強くするのはおもちです。これは、胃に入ってからの吸収がとてもいいのです。皮膚が強くなるだけでなく、美しくもなります。だから、昔から「もち肌」というのです。

なお、お肉や魚など、陽性食品のとり過ぎで肝臓が悲鳴をあげるような状態になると、後頭部がはげやすくなり、果物や砂糖などの陰性食品をとり過ぎると前頭部がはげやすくなります。

陰性型であっても陽性型であっても、髪は血液の延長です。したがって、血液をいい状態にし、循環をよくすることが、抜け毛や白髪改善の早道になります。穀物と野菜メインの食事にして血液をきれいにし、のりや昆布などの海藻を欠かさず食べて血流をよくしていきましょう。

70代で漆黒の髪の人がいらしたので、どうして髪がそんなに黒いのかと聞いたところ、洗髪のときにしょうが汁で頭皮を刺激しているということでした。しょうがのすりおろしをガーゼに包み、ぬるめのお湯にふり出して頭皮をマッサージしているそうです。しょうが汁が濃過ぎたり、お湯が熱過ぎたりすると、頭が痛くなるほどカッカしてしまいますので、注意してください。

沖縄では黒髪を養ってくれる海藻が豊富ですが、それで頭を洗うという話を聞きました。インドでは、薬草の粉で頭を洗っている方にも出会いました。それで黒髪を保っているのだそうです。

シャンプーを使わずに、インドの薬草の粉を使って髪を洗う方法を、日本でも広めておられる方がいます。ハーブシャンプーとしてもヘアカラーとしても使えるヘナが発売されていますが、これはインドの伝承医学アーユルヴェーダの考え方に基づいていて、頭皮から体の毒素を吸い出す効力もあるので、おすすめです。

うつ・落ち込み

甘いものや果物、生野菜、アルコール類、ジュースや清涼飲料水など、陰性の飲食物を多くとっている人は、気分が落ち込んだり、不安でしようがなくなったり、あれこれ考え過ぎてしまうことが多いのではないでしょうか。

いまは年齢に関係なくうつ病の人が急増していますが、右記の陰性食品をストップするだけでも、だいぶ状態は変わってくるはずです。

落ち込んでいたり不安になっているときは、精神が陰性の状態になっているので、陽性食を心がければバランスがとれてきます。精神が弱っていると、ささいなことでもこたえてしまいます。ストレスが過剰にかかり、マイナスの現象を人のせいにしてしまうことも増えてきます。

これが食事の改善によって心身ともに陽性になってくれれば、物事の受け取り方がすべて変わってくるのです。

おすすめは、玄米の焼きおにぎり（204ページ）です。もし、黒目の下に白い部分が見えるくらい黒目が上がっていたら、「三白《さんぱく》」という状態で、相当陰性になっている証拠。梅生番茶（266ページ）を1日2回飲むようにし、水分を控えたほうがいいでしょう。

このようなときには、特によく噛むことです。また、きんぴら（214ページ）など、なるべく根菜類を多く食べるようにしていると、下に引っ張る力があるので、黒目が下がってきて精神状態の安定につながります。

また、体を動かすことが少ない人は、うつ状態になりやすいものです。動くこと、肉体を使って労働することは、食べ物に気をつけるよりも有効な、体を陽性にもっていく方法です。

ちなみに、そううつ病の場合、うつ状態のときは、体の陰性が表に出ていると考えられます。反対に、騒いだりするようなそう状態のときは、陽性が表に出ているのです。体にたまった動物性食品の老廃物が、悪さをしていると思えばいいのです。

この場合は、中庸の玄米リセット食を食べていると、落ち着いてくるでしょう。

イライラ

人は、自分の欲しいものが手に入らなかったりやりたいことができなかったりすると、イライラしたり、悲観したりします。そういうときに欲望や感情をコントロールできないと、本人がいちばん苦しむことになるのですが、困るのは、その原因をまわりのせいにしてイライラしてしまうことです。

私にいわせれば、体がよくなると、「たたかれてもうれしい。悪口をいわれてもおもしろい」のです。全部素直に受け取れる、素直に評価できるというわけです。ところが体が悪いと、自分の生理的なクセが出てきてしまいます。

結論としては、体がいちばん安定するようにもっていく、つまり、体を中庸の状態にすればイライラは解消できるのです。

陰性型のイライラと陽性型のイライラがありますが、陽性型のイライラは、せっかちでやりたいことがあるとすっ飛んで行くタイプにみられるものです。陰性型のイライラは、万事スローなタイプにみられます。神経の命令系がゆるんでいるため、自分が思うように動けなくてイライラするといったケースです。

陰性型でイライラしている人は、たんぽぽエキス（282ページ）を1日に小さじ1杯ほどなめると、1週間で状態が変わってくるでしょう。それまでより、少し勇気のある人になるはずです。

陽性型でイライラする人に、この方法は使えません。かえってカッカして、さらにイライラしてしまうでしょう。こういう人は、りんごをかじるといいのです。みかんでもいいのですが、果物を少しとると、陽性型の人は気持ちが鎮まってきます（陽性型であっても、菜食の人の場合、あまりたくさん陰性な果物はとらないほうが無難でしょう）。

怒りっぽい

ちょっとしたことですぐ怒るような人は、ほとんど肝臓を悪くしています。肝臓は解毒の働きをする臓器ですが、体に取り込んだ毒素が多いと、働き過ぎになってくたびれてしまいます。こういう人は、おでこのすぐ下の真ん中、両眉毛の間に「八」の字のしわが寄っているので、すぐにわかります。

肝臓に負担をかけるのは、なんといっても食べ過ぎです。それも、添加物や農薬漬けの食べ物であればなおさらです。化学薬品の解毒も、肝臓は一手に引き受けているのですから。何か薬を飲んでいたり、化学合成されたサプリメントを飲むのも、肝臓にとっては歓迎できないというわけです。

お酒も、質のいいものを少量飲む分には薬になるということもありますが、量を越すと肝臓にかかる負担はたいへんなものです。特に醸造用アルコールなど、混じり物の多いお酒には要注意です。

毎日の食事に油脂が多いと、これも肝臓をいためる原因になります。お肉や魚、甘いケーキなどは、油脂を多く含むので、控えたほうがいいでしょう。植物性の油でも、油の種類や質によってはかなりこたえます。たとえいい油であっても、摂取量が多いのは感心しません。油については、81ページを参照して、よく吟味したものを少量使うよう心がけてください。

「肝臓を治すのに、食べていたら回復しない」といわれているくらいですから、とにかく食べ過ぎを改善して、体に毒素をためないようにすることです。本当は断食をして、体を一度大掃除するのがベストです。

ところが、怒りっぽい人はせっかちな傾向が強く食べ物をよく噛まないので、なかなか小食になれないものです。そういうときには、「肝臓の悪い人は短命ですよ」と教えてあげると、気をつけてくれるようになります。

食べ過ぎを続けていると、肋骨のいちばん下の骨（肝臓の下）が出てきます。ここが出ている人は、こぶしで上から軽くたたくといいでしょう。１００回ほどたたくと、肝臓がよく働いてくれるようになります。

高血圧

高血圧にも陰性型と陽性型があります。体が冷えていて血圧が高くなっているのが陰性型ですが、血液循環が悪く、血管のなかが詰まりがちになっている状態です。甘いものや果物、生野菜、アルコール類、ジュースや清涼飲料水など、陰性な飲食物を多くとっている人に起こります。

陽性型の高血圧は、肉食過多で野菜不足のために、血液が濃い状態になった人に起こります。こういう人は、血圧降下剤を飲んでいることが多いのですが、この薬はとても陰性なので、そのうち体のすべての機能が弱くなってしまいます。

上がってしまった血圧を、自然の手当てで下げるのは簡単です。根昆布しいたけ水（275ページ）を朝コップ1杯飲めばいいのです。某製鉄会社の社長にすすめたところ、1週間で血圧が落ち着きました。

陰性型の人は根昆布しいたけ水を温めて飲み、陽性型の人はそのまま冷たいのを飲んでください。

糖尿病

昔から「殿さま病」ともいわれているように、日ごろからごちそうを食べている家ほど、糖尿病患者が多いものです。主食よりもおかずを食べる量が多く、お肉や魚、卵などの陽性食品と、甘いものや果物などの陰性食品の、両方をとり過ぎている人が糖尿病になりやすいのです。

ですから、粗食にすると早く治せます。かつて、ベルギー国王の親族の方の糖尿病は、玄米ごはんとたんぽぽだけにしたら、10日で治りました。たんぽぽの葉は天ぷらにし、根はきんぴらのようにして食べていただきました。

いま、糖尿病にいちばん効果があると考えているのは、きく芋です。煮物や天ぷら、ぬか漬けなどの漬物にして食べるとよく、きく芋のジュースもおすすめです。必ず、極力ほかのおかずを少なくして、きく芋料理を食べるようにしてください。

そして、薬がわりにしたいのはあずきかぼちゃ（219ページ）です。毎朝1椀食べ続けたら、10日で血糖値が下がったという人が大勢います。「おめでとう」（あずき入り玄米がゆ・233ページ）も糖尿病には有効なので、おすすめです。

糖尿病の人の場合、腎臓と肝臓も弱くなっています。腎臓は陰性な臓器で、肝臓は陽性な臓器なので、陰と陽のどちらかの食材を投入して改善しようとすると、反対側に害が出てきます。ですから、中庸に近いものを食べるようにしていくと、うまくいくのです。

腎臓病

糖尿病による高血糖の状態が続いたため腎臓に負担がかかって起こるのは、糖尿病腎症という病気です。人工透析を受けている患者さんの半数近くは、この糖尿病腎症が治療を受ける原因となっているそうです。そしてそのほとんどが、機械に血液を循環させて血液を浄化する、血液透析という方法で行なわれています。

これは、腎臓を休ませて自分の血液の状態を変えているのですから、腎臓がみずから治るチャンスをなくしてしまう方法だと、私は考えています。

このように大がかりな治療までは必要なくても、年齢を重ねてくると、尿関係のトラブルが増えてきます。頻尿、尿もれ、残尿感、尿の出が悪いなど、すべて腎臓の働きが悪くなっていることが起因しています。

腎臓の働きをいちばんよくするのはあずきかぼちゃ（219ページ）で、きく芋も有効です（あずきかぼちゃときく芋の食べ方は前項を参照）。

腎臓が冷えている状態ですから、腰湯や足湯も有効です。背中の腎臓の位置に、使い捨てカイロを貼るのもいいでしょう。

アトピー性皮膚炎

アレルギーは、生命力が弱まっている体に起こります。毒素を便や尿、汗で体の外に出す力が弱いために、体内にため込み、そのため込んだものを、花粉症やぜん息、アトピー性皮膚炎などの症状として出しているのです。

アトピー性皮膚炎に対して、病院ではビタミンCの注射か抗アレルギー薬を投与することが多いのですが、ビタミンCの陰性が陽性の症状を抑えるため、見た目は症状がなくなっていきます。

でもこれは、毒素が体の外に出たのではなく、毒素がもつ機能を弱らせて、体内に抑え込んでいるだけの状態なのです。

ですから、この毒素を出すために、一度は冒険しないといけないと思います。本当は肝臓の病なので、断食がいちばんの早道ですが、シンプルな玄米リセット食を実践することでも改善していきます。

できるかどうかは、意志の問題です。信念があって、自然の摂理をしっかりつかんだ人にはできるはずです。

玄米リセット食のあとは、それぞれの症状に応じておかずを変えていきます。皮膚に現われる小さいブツブツは卵が原因ですので、干ししいたけやねぎを用います。

大きくて赤いブツブツは肉が原因です。赤い肉を食べると、あごのあたりに赤い発疹が出るのです。さらに血液が汚れて重症になると、黒い点になります。牛肉や豚肉が原因の場合は、玉ねぎとキャベツを用い、鶏肉の場合は干ししいたけを用います。

魚を食べると頬から鼻にかけての顔を横切ったエリアに発疹が出ますが、その場合は大根としょうがを用います。

油をとり過ぎたときは、白いブツブツになります。この場合は、キャベツや青菜を用います。油が原因の発疹はおでこに出ますが、甘いものやケーキ、生クリームなどが原因の発疹もそこに出ます。

皮膚がジュクジュクしているのは、水分の摂取が多過ぎるということです。これに甘いものや果物などの陰性食品が加わると、さらに症状がひどくなります。この場合は、陰性の食品を控えるとともに、お茶や水などの水分も、なるべくとらないようにして、皮膚を乾かしていきます。

カサカサの皮膚の場合は、動物性の食品が原因です。特に象のような皮膚の人は腸の状態が悪いので、まず腸をきれいにしないといけません。このような症状がひどくなったものを象皮病といいますが、これは長く肉を常食してきたヨーロッパの人たちに多く出る症状です。

カサカサの場合も象のような皮膚の場合も、野菜をとったほうがいいのですが、ジュースや果物はあまりとらないようにしてください。水分が多いものをとり過ぎると、腸がゆるんで痔瘻《じろう》になりやすくなります。

花粉症

花粉症は、杉などの花粉のせいだと思われていますが、花粉の影響を最も受けるはずの山村部より、大都市の住人のほうに発症率が高い傾向がみられます。つまり、杉などの花粉の問題ばかりではなく、それ以上に体質の問題なのです。

花粉症は、血液が酸性になっている人に発症します。こういう人は、肉料理やお刺身、お寿司といったごちそうをいっぱい食べてきたのだと思います。ですから、玄米ごはんやごま塩（182ページ）などの黒い色の食品で、血液をアルカリ性に変えていけば、症状が改善されます。おかずは、切り干し大根の煮物（217ページ）がおすすめ。

また、花粉症の人は体じゅうの細胞がゆるんでいることが多いので、ひじきのように細胞をしめる働きの強いものを食べるようにしてください。ひじきは、海藻のなかで最も細胞をしめますので、煮物にして常備菜にしておくといいでしょう。

そして、梅干しの黒焼き（273ページ）を1日に2回ほど、耳かき1杯ほど服用するといいです。そのままなめてもよく、お茶やみそ汁に入れて飲んでもかまいません。

ぜん息

ぜん息には気管支ぜん息と心臓ぜん息があるので、これを見きわめなければいけません。気管支ぜん息は、アレルギーが呼吸にきたものです。心臓ぜん息というのは、急性心不全によって起こる呼吸困難の発作で、ゼーゼー、ヒューヒューと音がし、気管支ぜん息と変わらない症状が出ます。これが、習慣性になるケースもあります。

どちらのぜん息にも、れんこんが効きます。発作が起こったら、れんこん汁（277ページ）をおちょこ1杯ほど飲み、背中にしょうが湿布（252ページ）を施します。

ぜん息が出やすい人は、普段かられんこんのおかずを常食するようにしてください。れんこんの煮つけ（223ページ）を、1食に2切れいただくのがいちばんよく、れんこんのきんぴらやれんこんボール（れんこんのすりおろしに玉ねぎのみじん切りと小麦粉を混ぜ、ボールにした揚げ物）、れんこんの炊き込みごはんなどもおすすめです。

心臓ぜん息は、心臓肥大が原因になっていることが多いのですが、心臓肥大は、水分を過剰にとってきた人がなりやすい病気です。心臓には飲み物の陰が行きやすいため、ゆるみやすいのです。こういう人は、下唇が厚いのが特徴です。

父が六十代のときですが、十年来の心臓ぜん息が注射を打っても治らないので、のどを手術するということになりました。それで、手術までの1カ月の間、水分を控えさせ、れんこんの煮物を毎食食べさせました。すると、皮膚が全部むけて、赤ちゃんの肌のようになったのです。そして、心臓ぜん息のほうもすっかり治っていました。

ほとんどの日本人は水分摂取に気くばりしていないので、腎臓と心臓がゆるんでいきやすいのです。日本では水が豊富なため、来客があればお茶を飲ませる習慣がありますが、外国では午後3時にならないとお茶を飲まないものです。そのため、日本には水分過剰が原因の病気が多く、心臓肥大や陰性の腎臓病患者が多いのです。

心臓ぜん息については、そこから見直していかなければならない問題だと思います。

Part 5

365日、「病気知らず＆疲れ知らず」の私の方法

「愛子流」健康術・生活術、明かします！

シンプルで手軽！「体にいいこと」を日々実践

世の中には、数えきれないほどの健康術があります。それがメディアに取り上げられ、話題になるたびに飛びついて、結局どれも長続きしない……。そんな方が多いのではないでしょうか。

私の場合は、病気治しの助けになるものを求めて、鍼灸《しんきゅう》、ヨガ、合気道、その他の武道など、これまでずいぶんいろいろなところをのぞいてきました。

年齢を重ねてきて、「さて、自分も何か健康術を取り入れよう」と考えたとき思いついたのは、シンプルで手軽な方法ばかりでした。

この章では、私が日々の生活に取り入れている健康術をいくつかご紹介しますので、「これなら、できそうだ」と思ったものを、ぜひお試しください。

早朝に木刀の素振りを100回

朝は4時に起床いたします。4〜5時は夜から朝への変わり目で、すがすがしい空気に満ちています。その時間に立ち会いたいと思い、早朝に起きるようにしたのです。

起きましたら、まず木刀で素振りをいたします。80歳までは駅の階段を2段飛びで駆け上がっていたのですが、80歳になったとたんに息切れするようになり、それで素振りをすることにしました。たぶん心臓だけではなく、腎臓も弱っていたのでしょう。

そのころは、姿勢も悪かったと思います。背中をまるめていたので、胸が圧迫されていました。そこで、深い呼吸になる素振りをすることを思いつきました。

小指に力を入れて木刀を持ち、鼻で息を吸いながら振り上げます。そして、息を口から吐き出しながら振り下ろします。このとき、口はすぼめて吐くように。

柄《つか》の部分がおなかまで届くように振り下ろすのですが、ここで息をフッと吐ききることが大事です。呼吸は腹式にします。

はじめは前に進んで50回、今度はあとずさりしながら50回、振り下ろします。なにより、両手の小指にしっかり力を入れるのがポイントです。木刀を小指だけで支えるくらいの感覚で。

最初のうちは胸式呼吸だったのですが、やっているうちに、呼吸がだんだん深くなり、腹式呼吸になりました。型もやるたびにバラバラだったのですが、しだいに同じ型になってきました。小指も力が弱くて開きがちだったのが、ピタリと柄にくっつくようになったのです。

数を数えてばかりいたのが、いまは振り下ろすということが、呼吸にも姿勢にも全部関連して、「ただの一撃が大切」だと開眼。ひと振りひと振りを大切に、ゆっくりやるようになりました。そうしましたら、ひと打ちひと打ちがすごく楽しいと思えるようになったのです。

朝日が出る前の薄暗いマンションの廊下で、ひとり邪気をはらうつもりでやっています。前日の疲れが残っているときもありますが、思い切って木刀を持ち、振っていますと、だんだんラクになり、気分も落ち着いてきます。

木刀が手に入らなかったり、長い廊下がなくても、実践することはできます。製菓用ののし棒やラップの芯を持って、前に5歩進んでは後ろに5歩下がるといった方法で始めた人がいますが、それでも肩こりが治ったり、姿勢がよくなったりと、効果を上げているといいます。1歩ごとに、前、後ろ、前、後ろと繰り返してもかまわないのです。

胸が開いて呼吸がラクにできるようになりますので、ぜん息のある人や肺や心臓の弱い人には、特におすすめの健康法です。

「動」のあとには読経の「静」

素振りのあとはお線香を立て、「般若心経」などのお経をいくつか読みます。深い意図はなく、漢字が並んでいるものを声に出してみてはどうかと思い、始めたことです。

素振りの「動」と読経の「静」で、バランスをとる意味もあります。ですから、素振りと読経は、同時に始めたことです。

声を出すと、肺の鍛錬になりますが、気持ちが内にこもるのも防げます。高齢になって話す相手がいなくなってくると、憂うつになりがちです。読経ではなく、歌でも朗読でもいいのです。声を出すことが大事なのですから。

読経も、最初のうちはただ読めればよいと思っていましたが、おなかを意識して読むことが大事だと、自然にわかってきました。姿勢をよくして、おなかから声を出すのです。おなかの鍛錬にもなります。

声は大きくなくていいのです。小さい声で、ソプラノではなく、アルトぐらいの低さで読んでみてください。

「般若心経」については、最近写経も始めました。心を静かにして、お懐紙に書き写しています。まだまだ上手に書けているとは申せませんが、遠方の病気の方へのお祈りのつもりで書いております。

私の場合は、読経と写経で合わせて40分くらいかかりますが、それぞれの事情に合わせるとよろしいでしょう。

たわしマッサージが気持ちいい！

60歳のころ、作家の宇野千代さんに教えていただいて、「たわしマッサージ」をするようになりました。大きめのたわしの両端に木綿のひもがついているマッサージ用のたわしがありまして、それで体をこすります。足元から始めて、だんだん上のほうへと移動させて、全身をこすっていきます。

体じゅうをこすり終えると、血流がよくなって体が温かくなり、背筋がピンとして姿勢がよくなるのです。高齢者特有のシミも、たわしでこすっているうちに消えてくることもあり、おもしろいなあと思います。

とにかく気持ちがいいのです。この「気持ちいい」というのが、いちばんの健康法ですし、長続きの秘訣だと思います。安価に入手でき、誰でもすぐにできるというところも気に入っています。

たたいたり、さすったりも大事

肝臓をこぶしで軽くたたいて活性化させるのも、お手軽な健康法です。これを私は、肝臓パッティングといっています。

肝臓は右の肋骨の内側にあるのですが、肋骨のいちばん下の骨を、両手で軽くこぶしをにぎって100回たたきます。肝臓はみずから活動しない臓器なので、外からの刺激で働きを高めるのです。そうすると、肝臓に備わっている毒素の処理能力が高まるというわけです。

右の肋骨の下に指が入れば正常ですが、食べ過ぎると、押されてふくらんできます。これをこぶしでたたくと、落ち着いてくるのです。

食べ過ぎたときには、肝臓が栄養を処理しきれなくなって、寝相が悪くなります。夜中に、運動をしなければならなくなるのです。体の秩序が保たれていれば、シーツがずれないくらい、静かに寝ているものです。ですから、寝相が悪い人は食べ過ぎに注意するとともに、肝臓パッティングをやってみるといいでしょう。

たたくのは、お風呂の前でも、寝る前でもいいでしょう。

便秘がちの人におすすめしたいのが、おなかマッサージです。

腸が便を押し出す力がない状態の陰性の便秘には、陽性のエネルギーの強い右手を下にして、腸がかたくしまっている状態の陽性の便秘には、陰性のエネルギーの強い左手を下にして、もう片方の手を重ね、時計回りでさすって腸をしめます。

これも寝る前に100回やりますと、翌朝お通じがよくなります。

縄跳びで運動不足を解消

現代人の運動不足解消に、おすすめなのが縄跳びです。桜沢如一《ゆきかず》先生は、「スポーツはいらない。掃除などの労働がスポーツになる」とおっしゃっていましたが、いまは掃除機も洗濯機もあり、駅にもエスカレーターやエレベーターがついて、運動する機会がどんどん減っています。ジムやフィットネスクラブもいいですが、お金を使わなくても手軽にできる運動法はあるものです。

縄跳びは血行をよくしますので、食事の改善と併用しますと、病気の治り方も早くなります。かつて、痔があった男性に食事指導をした際、縄跳びを朝昼晩、それぞれ１００回くらいやるよう指示しました。すると、ゆるんでいた肛門がしまり、痔は快方に向かいました。

冷え性や肩こりにも有効ですし、何も症状がない方でも、健康維持にいいですから、ぜひ縄跳びを生活に取り入れていただきたいと思います（膝関節などに痛みのある場合は避けてください）。

一日の終わりに日記を書く

日記は女学生のころからずっと書き続けてきましたが、夜休む前に書きますと、一日の反省のようになってとてもよいです。その日の記録だけでなく、詩を書いたり、絵を描いたりしたころもありましたが、いまでも望診《ぼうしん》の図（顔や体のどの部分に、どの内臓の不調が表われるかを記した図）など、思いつくままに描いたりしています。

父と母も日記を書く人でしたので、私の手元には、2人の日記が20冊ほど残されていります。日々の出来事から私たち子どもの成長まで、細かく記されている様を見ますと、亡くなってから年月がたったいまでも、その愛情にふれることができます。

フランスに滞在していたときには、桜沢先生にフランス語で日記を書くように指示され、たいへん苦労したものでしたが、語学に堪能な方でしたら、そんな日記を書かれるのもよろしいかもしれません。

日記を書くのはすっかり習慣になっていますので、書かないと気持ちが悪いくらいなのですが、なにより書いていて楽しいから続くのだと思います。その日にあったこと、出会った人、見たもの、聞いたことなどを書いていますと、必ず何か新しい発見があり、そこがまたおもしろいところです。

最近、日記をつけることは認知症の予防にも役立つといわれているそうですので、ぜひ皆さんも日々の記録を書きとめてみてください。

Part 6

〔実践〕「玄米食」レシピ

おいしい！　簡単！　凄い効果！

おいしさも作り方も「自分なり」でOK

Ｐａｒｔ２で、玄米ごはんとごま塩、たくあん、みそ汁だけの「玄米リセット食」を提案していますが、ここではその作り方とともに、玄米を使ったパワフルな料理をお伝えします。

初めて玄米ごはんを炊く方も多いと思いますが、最初からうまく炊けない場合もあるでしょう。ごま塩も独特のていねいな作り方なので、１回目は失敗するかもしれません。よく１回失敗すると二度とチャレンジしない方がいらっしゃるのですが、それはもったいないことです。

私は普段から生徒さんたちに、「料理は２回失敗していいですよ」といっています。どんな料理でも２回作れば、かたいかやわらかいか、しょっぱいか甘いかなど、いい悪いがはっきりします。すると、３度目はコツがわかってうまくできるものです。そうやって、自分のものにしていってください。

レシピの分量は目安とし、自分で食べて工夫し、おいしい料理を開発していってほしいと思います。

玄米ごはんやごま塩、たくあんに使用する塩ですが、最近は自然の塩が多種出回っておりますので、どんな塩を使うかで、入れる分量を調整してください。みそ汁に入れるみそも、同様です。

料理するときには、できるだけ頭をかたくしないことです。そのつど、条件は違ってくるのですから。台所は、科学して考えるところです。料理するたび賢くなって、それを楽しんでいただければと思います。

玄米ごはん——季節や体調に合わせて炊き方を変える

ときどき、玄米ごはんを一度食べただけで、「苦手だ」と思う人がおられるようです。

でもそれは、そのときのごはんがその方の体に合わなかっただけだと思います。

玄米は電気炊飯器、圧力鍋、土鍋と、いろいろな鍋で炊けますが、同じ玄米とは思えないほど違うごはんになります。また、同じ鍋を使っても、水の分量や炊く時間、炊き方などを変えてみますと、炊きあがりがまったく違ってきます。

ごはんの好みは、体質や体調の現われです。体にピッタリ合った玄米ごはんに出合いますと、心からおいしいと感じられるものです。

私はこれまで大勢の病気の方に向き合い、それぞれの症状や体質、年齢や季節に合わせて、様々な玄米ごはんを炊いてきました。ですから、玄米の炊き方だけで20通りのレシピをもっています。

そのなかからいくつかをご紹介いたしますので、ぜひご自身にとって、またご家族にとって、いちばんおいしいと思われる玄米ごはんを炊いてみてください。

炊き方の基本は、昔からいわれているように、「はじめチョロチョロ、なかパッパ」です。鍋が温まるまでは弱火にして、鍋のなかであまり対流が起こらないようにします。玄米も、初めから強い火にするとびっくりしてしまいます。「いい湯だな」といっているうちに、だんだん強くしていってください。玄米にもご機嫌があるのです。

どのタイプの鍋で炊く場合でも、この「はじめチョロチョロ」をしないと、ごはんの上と下でまったく味が違ってしまいます。

圧力鍋や土鍋をお持ちでなければ、ぜひ電気炊飯器で玄米を炊いてみてください。玄米モードがついていなくても、ひと手間加えるだけでやわらかく炊くことができます。また、白米に炒った玄米を混ぜて炊くという方法もありますので、できる範囲で玄米食を始めていただければと思います。

圧力鍋で炊く　もっちりとして甘みがある

圧力という陽性なエネルギーを使って炊く方法で、粘り気のある陽性なごはんに仕上がります。夏以外の季節に向き、陰性体質の方や中庸の方、陰性な体調や中庸の体調のときにおいしくいただけるでしょう。圧力鍋の機種や炊き方によっては、やや陽性ぎみの人にも向くごはんが炊けるので、ご自分の体質や体調に合わせて炊いてみてください。

材料（作りやすい分量）

•玄米　3カップ　•水　720ml（玄米の1・2倍）　•塩　小さじ⅓

洗い方

1　玄米は、もみ米（外皮のついた米）や未熟米（緑で細い米）、白や茶色に変色した米が混じらないものが良質ですが、混じっている場合は、白いトレーや皿に少し広げ、選別して取り除きます。

2 ボウルに選別した玄米を入れ、水を加えます。水のなかで玄米を両手のひらですり合わせるようにして洗い、玄米の表面についた汚れを落とします。

3 水を3回くらい変えて、水が濁らなくなるまで洗い、ザルにあげます。

4 水を張ったボウルに2のザルを入れ、ザルだけ動かしてふり洗いします。

5 ザルをあげて、しっかり水きりします。

炊き方A（圧力が高めの鍋で、長時間加熱。陽性な炊きあがり。陰性体質向き・陰性な体調向き）

1 圧力鍋に洗って水きりした玄米と水、塩を入れ、ふたをします（高圧にセットし、おもりのあるタイプはそれを使います）。

2 1の圧力鍋を弱火にかけ、30〜40分炊きます。

3 沸騰したら強火にし、蒸気が強く出て圧力がかかったら1〜2分そのままの火で炊きます。

4 弱火（あずき大の火）にし、25〜30分炊きます。やわらかく炊きあげたければ弱火の時間を長くし、サラリと炊きたければ短くします。

5 火を止めてコンロから鍋をおろし、15分蒸らします。

※　ここでは、アルミニウム製2・3気圧の圧力鍋を使用していますが、他の鍋を使用する場合は、弱火の時間を加減してください。

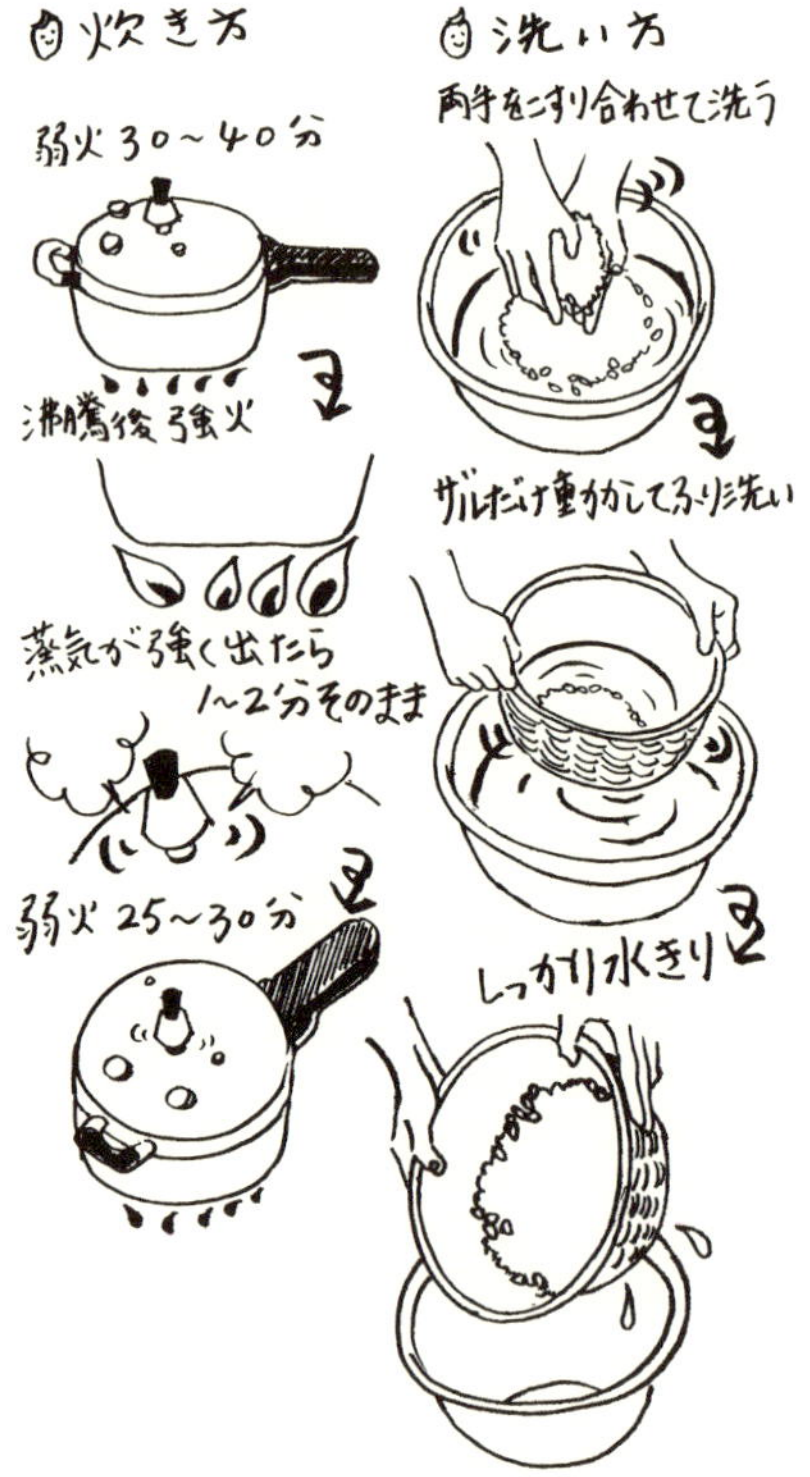

洗い方
両手をこすり合わせて洗う
ザルだけ重ねてふり洗い
しっかり水きり
炊き方
弱火30～40分
沸騰後強火
蒸気が強く出たら
1～2分そのまま
弱火25～30分

炊き方B（圧力が高めの鍋で短時間加熱。やや陰性な炊きあがり。やや陽性体質・やや陽性な体調から中庸向き）

1　圧力鍋に洗って水きりした玄米と水、塩を入れ、ふたをします（高圧にセットし、おもりのあるタイプはそれを使います）。
2　1の圧力鍋を弱火にかけ、15分くらい炊いて、鍋が温まったら強火にします。
3　蒸気が強く出て圧力がかかったら、5分間強火のまま炊きます。
4　弱火（あずき大の火）にし、25分炊きます。
5　火を止めてコンロから鍋をおろし、15分蒸らします。
※　ここでは、炊き方Aと同じ鍋を使用しています。

炊き方C（圧力があまり高くない鍋で、短時間加熱。Bよりさらに陰性な炊きあがり。やや陽性体質・やや陽性な体調向き）

1　圧力鍋に洗って水きりした玄米と水、塩を入れ、ふたをします（高圧にセットします）。
2　1の圧力鍋を中火にかけ、蒸気が出てきたら強火にします。
3　圧力がかかったら（ピンが上がりきったら）、5分間強火のまま炊きます。

4　弱火（あずき大の火）にし、15～25分炊きます。

5　火を止めてコンロから鍋をおろし、15分蒸らします。

※　ここでは、ステンレス製で1・9気圧の圧力鍋を使用していますが、他の鍋を使用する場合は、弱火の時間を加減してください。

仕上げ

1　蒸気がすっかり抜けたら、ふたをとります（急ぐ場合は、鍋に流水を当てると、早く圧力が下がります）。

2　しゃもじで、炊きあがった玄米ごはんの天地返しをします。陽性な米がさらに火力で陽になって鍋の底のほうにありますが、これを上のほうの陰のごはんと混ぜ合わせるのです。米の一粒一粒が、離れるように混ぜましょう。お焦げができている場合も、混ぜ込みます（弱病な人には、お焦げごはんがとてもいいです）。

3　おひつなど木製の容器に移すと、余分な水分が飛ぶので、理想的です。ジャーに入れておけば、いつでも温かい玄米ごはんがいただけますが、翌日の冷えた玄米ごはんも意外とおいしいものです。

土鍋で炊く

ふっくら優しい炊きあがりに。夏向き

土鍋で炊いた玄米ごはんは、フワッとして粘り気のないごはんで、夏季にいただくのに向きます。陽性体質の人や、お子さんなどには、圧力鍋で炊いたごはんよりこちらのほうが、夏でなくても喜ばれます。

玄米を水にひたして炊くほうがふっくらと炊けますが、急ぐ場合は、水にひたさないで炊き、途中で「びっくり水」を加えて、やわらかくしていきます。

土鍋は炊飯用の二重ぶたのものがおすすめですが、寄せ鍋などに使う土鍋でも炊けます。駅弁の釜めし用の土鍋を使用すれば、1人分の玄米ごはんでも炊けます。

材料（作りやすい分量）

•玄米　3カップ　•水　720〜1020㎖（玄米の1・2〜1・7倍）　•塩　小さじ⅓

作り方A（玄米を水にひたすやり方）

1　150ページの「圧力鍋で炊く」の洗い方1～3を参照して、玄米を洗って水きりします。

2　土鍋に1の玄米と水を入れ、ひと晩おきます。

3　土鍋を弱火にかけ、30～40分炊きます。いきなり強火にかけると、土鍋が割れることがあるので気をつけてください。

4　次に火を強めて中火強にし、沸騰したら、ふたをとって塩を加えます。

5　ふたをして、そのままの火加減で1～2分炊きます。

6　弱火にし、蒸気がおさまったら、ふたに穴がある場合は木栓をして、40分～1時間炊きます。

7　土鍋をコンロからおろし、すぐふたをとってしゃもじで天地返しをし、再度ふたをして10分蒸らします。

作り方B（急ぐ場合の、玄米を水にひたさないやり方）

1　150ページの「圧力鍋で炊く」の洗い方1～3を参照して、玄米を洗って水きりします。

2　土鍋に1の玄米と水を入れ、中火強にかける。沸騰したら、ふたをとって塩を加えます。

3　ふたをして、そのままの火加減で1～2分炊きます。

4　弱火にし、蒸気がおさまったら、びっくり水1カップ（分量外）を入れ、ふたに穴がある場合は木栓をし、40分～1時間炊きます。

5　土鍋をコンロからおろし、すぐふたをとってしゃもじで天地返しをし、再度ふたをして10分蒸らします。

圧力鍋＋内鍋で炊く　噛みやすく、消化によい

高齢でよく噛めない人には、圧力釜のなかに内鍋（専用の土鍋、または駅弁の釜めし用の土鍋）を入れ、水を張って1時間ほど蒸して炊く方法がおすすめです。おかゆのように水分を含み、噛みやすく消化のよいごはんになります。
また、陽性の特質が強いごはんに炊きあがるので、陰性体質の人におすすめです。

材料（作りやすい分量）

•玄米　3カップ　•水（内鍋用）　通常は720㎖（玄米の1・2倍）、高齢者向けには4と½カップ（玄米の1・5倍）、かためのごはんにしたい場合は、玄米と同量　•塩　小さじ⅓　•水（圧力鍋用）　2カップ

※　駅弁の釜めし用の土鍋を使用する場合は、容量が小さいので、玄米と水（内鍋用）、塩を右記の分量の⅓量にし、圧力鍋用の水は2カップで炊きます。

作り方

1　150ページの「圧力鍋で炊く」の洗い方1〜3を参照して、玄米を洗って水きりします。
2　内鍋に1の玄米と水、塩を入れ、ふたをします。
3　圧力鍋に水を入れ、2の内鍋をセットして、圧力鍋のふたをします（おもりのある鍋はそれを使います）。
4　圧力鍋を強火にかけ、蒸気が強く出てきたら、5分間強火のまま炊きます。
5　弱火（あずき大の火）にし、30〜40分炊きます。高齢者向けには、1〜2時間炊くといいでしょう。
6　火を止めてコンロから鍋をおろし、10〜15分蒸らします。

普通の電気炊飯器で炊く

「玄米モード」がなくても炊ける

最近は、玄米モードがついている炊飯器がいろいろ出回っていますので、お持ちの方もいらっしゃるかと思います。そういった炊飯器を利用される場合は、いったん説明書に従って炊いてみて、その後好みの水加減にしたり、水にひたす時間を変えたりして、調整してみましょう。

次に、玄米モードがない炊飯器の場合の炊き方をご紹介しましょう。

材料（作りやすい分量）

•玄米　3カップ　•水　780 ml（玄米の1・2倍）　•塩　小さじ⅓　•2度炊き用の水　1と½カップ（玄米の半量）

作り方

1　150ページの「圧力鍋で炊く玄米」の洗い方1~3を参照して、玄米を洗って水きりします。

2　炊飯器に1の玄米と水、塩を入れ、ひと晩おきます。

3　普通に炊き、スイッチが切れたら15分蒸らします。

4　しゃもじで炊きあがったごはんをさっくりと混ぜながら、2度炊き用の水を加えます。

5　再度スイッチを入れて炊きます。サーモスタットが働いてスイッチが入らなかったりすぐに切れてしまう場合は、少し時間をおいて、また入れてみてください。

炒り玄米入り白米ごはん
玄米に抵抗がある人へ

玄米をあらかじめ香ばしく炒っておくと、火の通りが早くなりますので、白米と一緒に電気炊飯器で炊けます。最初から玄米100パーセントでは抵抗があるという人は、このようなごはんから玄米食を始めるといいと思います。

材料

•白米　3カップ　•炒り玄米（188ページ）60〜120ml（白米の1〜2割）　•水　3カップ＋炒り玄米と同量　•塩　小さじ⅓

作り方

1　電気炊飯器に洗って水をきった白米と炒り玄米、水、塩を入れて、普通に炊きます。

2　炊きあがったら、しゃもじでさっくりと混ぜ、白米と炒り玄米が均一になるようにします。

四季のみそ汁──造血作用で血がサラサラ。生活習慣病を防ぐ

おみそ汁には造血作用がありますので、毎日いただきたいものです。朝でも夜でもかまいませんので、1日に1杯は飲みましょう。

具に旬の野菜を取り入れ、季節や体調、住んでいる土地の陰陽に合わせて作り方を変えるのが、マクロビオティック流。みその種類や合わせる配分を変えたり、野菜を油で炒めたり炒めなかったりしますと、同じ具で作ってもまったく違ったおみそ汁になります。

みそは、豆麹で造られた八丁みそ（陽性）と、麦麹で造られた麦みそ（陰性）を合わせて使用。けれど、暖かい地方では塩気の少なくて甘めのみそ（京都の白みそや九州の米みそなど）、寒い地方では塩気をきかせたみそ（信州みそや仙台みそなど）が伝統的に使われていますので、その土地に合ったみそを使われるとよいと思います。

みそは、すり鉢ですり合わせてから入れますと、ますますおいしいおみそ汁になります。

昆布としいたけのだし汁
優しい風味とうまみを引き出す

汁物や煮物に使うだし汁は、基本的に昆布と干ししいたけでだしをとります。だしをとったあとは、つくだ煮にしていただきましょう。

材料

•だし昆布　4センチ角を2枚　•干ししいたけ　中2個　•水　3カップ

作り方

昆布と干ししいたけを水につけ、常温でひと晩おきます（すぐに使わない場合は、冷蔵庫に入れてください）。よくだしが出ていたら、火にかけなくてもそのまま汁物や煮物に使えます。だしの出方が浅い場合は、中火にかけ、煮立つ前に昆布と干ししいたけを取り出します。

だしがら昆布と干ししいたけのつくだ煮
材料を使い切ってもう一品

だしがらの昆布と干ししいたけは、そのつど冷凍庫に入れ、たまったらつくだ煮に。圧力鍋を使うと短時間に煮えます。

材料

•だしをとったあとの昆布　適量　•だしをとったあとの干ししいたけ　適量　•水　適量　•しょうゆ　適量　•酒　適量

作り方

1　冷凍してためておいた昆布と干ししいたけのだしがらを自然解凍し、せん切りにします。
2　圧力鍋に1としょうゆ、水、酒を入れて強火にかけ、圧力がかかったら弱火にし、5分ほど煮ます。

春のみそ汁――「毒を出す食材」で体の大掃除

春になると肝臓が体のお掃除を始めますので、この時期に毒出し効果のある野草を食べますと、その助けになります。抵抗力もつきますので、一年じゅう風邪をひかない体になります。

ですが、野草はアクが強いので、野菜のようにたくさんいただくのは禁物です。おみそ汁にも、ほんの少し野草を入れるくらいがちょうどいい使い方です。

春キャベツと油揚げのみそ汁

野草をアクセントにして

材料と下ごしらえ（2人分）

•春キャベツ　2枚〔ざく切りにする〕　•はこべ、あかざ、よめ菜など、クセのない野草　少々
•油揚げ　½枚〔油抜きし、細切りにする〕　•豆麩　大さじ2〔水につけてもどす〕　•生わかめ＊10g〔洗ってざく切りする〕　•だし汁（164ページ）　2と½カップ　•麦みそ　大さじ2〔みその塩辛さによって量を調整する〕

＊塩蔵わかめを使用する場合は、水につけて塩抜きしながらもどし、乾燥わかめはサッと洗ってしばらくおいてから切ります。カットわかめは、そのまま使います。

作り方

1　鍋にだし汁を入れ、キャベツを入れて煮ます。
2　小ぶりのすり鉢に麦みそを入れて、ミニすりこぎですり混ぜ、1のだし汁を玉じゃくし1杯

加えて、さらにすり混ぜます。

3　1にもどした豆麩とわかめ、油揚げを加え、2のみそを入れ、煮立つ前に野草を刻んで入れて火を止めます。

春のみそ汁の具

たけのこ、うど、菜の花、大根、にんじん、里芋、山芋、じゃが芋、さつま芋、玉ねぎ、ねぎ、もやし、三つ葉、野草（せり、かんぞう、のびる、たんぽぽの葉、すみれの花など）、麩、海藻（わかめ、ふのり、岩のり、もずく、糸寒天など）

夏のみそ汁——血液をきれいにして肝臓の働きを助ける

暑くなりますと、サッパリ味が好まれますので、おみそ汁よりもすまし汁のほうが喜ばれますが、具に夏野菜を使いますとたいへん飲みやすくなります。

南の地域では、甘い米みそや白みそが使われることが多いのですが、夏に弱い方は、信州みそや仙台みそなど、造血の働きが多いみそをお使いください。その際、みその種類によって塩分が違いますので、入れる量を調節しましょう。

よめな、あかざ、あおざ、たんぽぽ、はこべ、すべりひゆなどは、血液をきれいにして肝臓の負担を助けるなど、薬用にもなります。

夏には昆布としいたけのだし汁で野菜を煮てみそを加えるだけという、いたってシンプルな作り方が合います。

じゃが芋と玉ねぎのみそ汁
三つ葉の香りが食欲をそそる

材料と下ごしらえ（2人分）

•じゃが芋　½個〔いちょう切りにする〕　•玉ねぎ　½個〔回し切りにする＊〕　•三つ葉　5本〔4㎝の長さに切る〕　•だし汁（164ページ）2カップ　•麦みそ　大さじ2（みその塩辛さによって量を調整する）

＊「回し切り」は、マクロビオティック独特の切り方です。玉ねぎは縦半分に切り、まな板に根元を下にして立てて置き、端から2～3切れくし形に切ります。玉ねぎを回転させながら、また2～3切れ切るのを繰り返します。こうすると、ひと切れの玉ねぎに、根元の陽性な部分から上部の陰性な部分まで全部入ります。

作り方

1　鍋にだし汁を入れ、じゃが芋と玉ねぎを入れて煮ます。
2　小ぶりのすり鉢に麦みそを入れて、ミニすりこぎですり混ぜ、1のだし汁を玉じゃくし1杯加えて、さらにすり混ぜます。

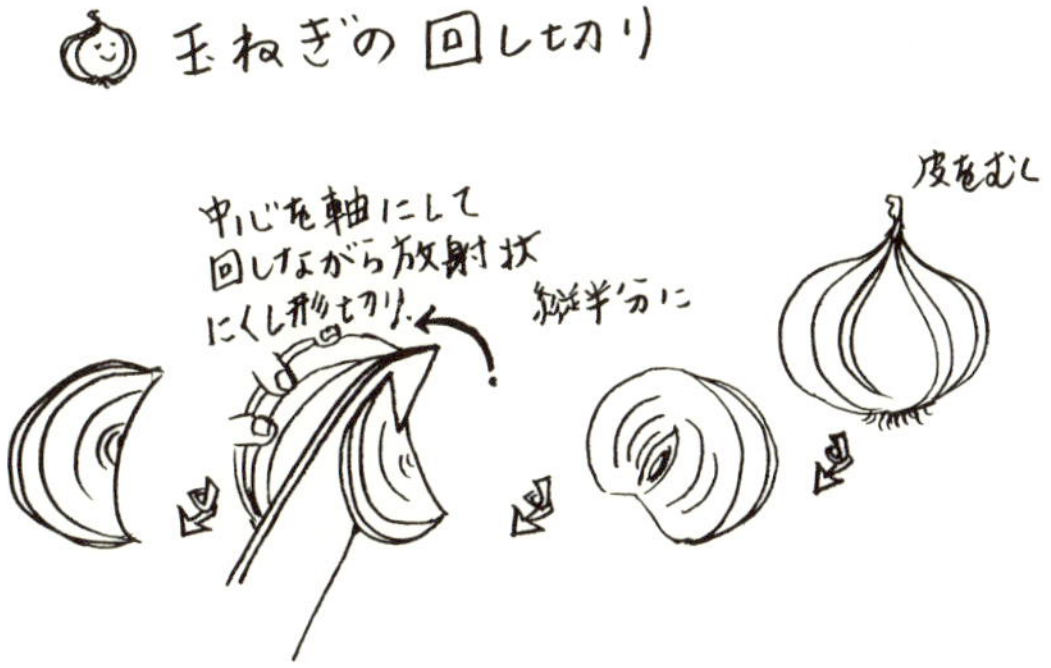

3　1に2のみそを入れ、煮立つ前に火を止めます。椀によそい、三つ葉を散らします。

夏のみそ汁の具

春雨、とうがん、かぶ、なす、山芋、うり、京菜、水菜、チンゲン菜、さつま芋、かぶ、大根、もやし、三つ葉、野草（せり、あかざ、おおざ、すべりひゆ、たんぽぽの葉）、海藻（わかめ、ふのり、岩のり、もずく、糸寒天など）

秋のみそ汁——夏の疲れをとって、冬に備える

実りの秋は、野のもの、山のものがたくさんでてきます。カロリーのある食材が収穫されるので、大切にいただき、寒い冬に向けて体に蓄えていきましょう。

塩気と油気を少し増やしていき、血液を濃くしていくのも冬越えの準備です。ですから、おみそ汁を作る際にも、野菜を具にするときには、先に少量のごま油で炒めてコクを出し、甘めのみそよりも塩気のしっかりしたみそを入れるようにしてください。

また、本来この時期が旬のきのこ類を使えば、浄血になります。きのこは陰性ですので、陽性のいりこだしなどを使ってもかまいません。

きのこ入りみそ汁

浄血作用がある

材料と下ごしらえ（2人分）

•木綿豆腐　½丁〔さいの目切りにする〕•きのこ〔なめこ、生しいたけ、まいたけ、しめじ、えのきだけ、エリンギなど〕50g　•油揚げ　½枚〔油抜きし、細切りにする〕•生わかめ＊　10g〔洗ってざく切りする〕•ねぎ　¼本〔小口切りにする〕•だし汁（164ページ）2カップ　•麦みそ　大さじ1と½（みその塩辛さによって量を調整する）•豆みそまたは八丁みそ　大さじ½（みその塩辛さによって量を調整する）

＊　塩蔵わかめを使用する場合は、水につけて塩抜きしながらもどし、乾燥わかめはサッと洗ってしばらくおいてから切ります。カットわかめは、そのまま使います。

作り方

1　鍋にだし汁ときのこを入れて煮ます。

2　小ぶりのすり鉢に麦みそと豆みそを入れて、ミニすりこぎですり混ぜ、だし汁を玉じゃくし1杯加えて、さらにすり混ぜます（好みで麦みそだけにしてもいいでしょう）。
3　1に2のみそを入れて豆腐、油揚げ、わかめを加え、煮立つ前にねぎを入れて火を止めます。

秋のみそ汁の具

きのこ類（なめこ、生しいたけ、まいたけ、しめじ、えのきだけ、エリンギなど）、ごぼう、里芋、山芋、大根、にんじん、春菊、小松菜、京菜、じゃが芋、かぼちゃ、海藻（わかめ、ふのり、岩のり、もずく、糸寒天など）

冬のみそ汁——血液を濃くして「寒さに負けない体」を作る

冬は血液の濃度を高くして、寒さに負けない体に調整します。おみそ汁も塩分を少し増し、油も使ってボリュームのある汁にします。具には根菜類を使い、少量のごま油でよく炒め、だし汁で煮て八丁みその割合を増やして調味します。

八丁みそは大豆と塩だけで仕込み、長期熟成させたもので、造血作用が最も高いみそです。少々高価ですが、ぜひ活用してください。

根菜をいろいろ入れて具だくさんのみそ汁にすると、おかずいらずで、体がよく温まります。これに揚げもちや焼きもちを入れると、さらにポカポカになるでしょう（もち入りみそ汁は、頻尿や夜尿症の改善にも役立ちます）。また、すいとんを入れても力になります。

各地方には、特色あるすいとん風の汁物があります。九州のだご汁、東北の芋子汁、山梨のほうとうなどが有名ですが、いずれも台所にある野菜を集めて作ったもので、栄養豊富なため冬には欠かせない汁です。

根菜のみそ汁
大地のパワーをたっぷりいただく

材料と下ごしらえ（2人分）

•ごぼう　50g〔ささがきにする〕•にんじん　50g〔薄いいちょう切りにする〕•大根　50g〔薄いいちょう切りにする〕•里芋　50g〔ひと口大に切る〕•油揚げ　½枚〔油抜きし、細切りにする〕•干ししいたけ（だしをとったあとのもの）　中1個〔細切りにする〕•ねぎ　1本〔小口切りにする〕•だし汁（164ページ）　4カップ　•麦みそ　大さじ1（みその塩辛さによって量を調整する）•八丁みそ　大さじ1（みその塩辛さによって量を調整する）•ごま油　少々

作り方

1　鍋を中火で温めてごま油を落とし、干ししいたけを入れて炒め、しいたけを端に寄せてごぼうを入れてサッと炒めます。しいたけと合わせたら、同じように、にんじん、大根、里芋の順に入れてよく炒め、だし汁を加え、油揚げも入れて煮ます。

2　小ぶりのすり鉢に麦みそと八丁みそを入れて、ミニすりこぎですり混ぜ、1のだし汁を玉じゃくし1杯加えて、さらにすり混ぜます。

3　1に2のみそを入れ、煮立つ前にねぎを入れて火を止めます。

すいとん入りみそ汁

懐かしい味で心もホッとする

材料と下ごしらえ（2人分）

•ごぼう　50g〔ささがきにする〕•にんじん　50g〔薄いいちょう切りにする〕•大根、またはかぶ　50g〔薄いいちょう切りにする〕•里芋　50g〔ひと口大に切る〕•ねぎ　½本〔小口切りにする〕•だし汁（164ページ）　4カップ　•麦みそ　大さじ1（みその塩辛さによって量を調整する）•八丁みそ　大さじ1（みその塩辛さによって量を調整する）•地粉《じごな》（国産の小麦粉）　⅔カップ　•水　適量　•ごま油　少々

作り方

1　ボウルに地粉を入れて水を加え、練って生地をまとめます。生地をかたくしてだんご風にしたい場合は水を少なくし、生地をやわらかくしてフワッとしたすいとんにしたい場合は、水を多めに入れます。まとまったら15〜30分、寝かせてください。

2　鍋を温めてごま油を落とし、ごぼう、にんじん、大根、里芋の順に入れてよく炒め、だし汁を加えて煮ます。

3　小ぶりのすり鉢に麦みそと八丁みそを入れて、ミニすりこぎですり混ぜ、1のだし汁を玉じゃくし1杯加えて、さらにすり混ぜます。

4　1に2のみそを入れ、生地を落とします。やわらかい生地の場合はスプーンですくって入れ、かたい生地の場合はだんごにして入れて煮込みます。

5　すいとんが浮いてきたらねぎを入れ、火を止めます。

冬のみそ汁の具

山芋、ごぼう、にんじん、里芋、じゃが芋、さつま芋、大根、かぶ、白菜、キャベツ、京菜、ゆり根、れんこん、豆腐、ゆず、三つ葉、油揚げ、厚揚げ、ちくわ麩、きりたんぽ、麩、もち

ごま塩とたくあん――玄米ごはんのおともに、栄養満点。腸の掃除も

おかずなしの玄米リセット食で、ごま塩とたくあんは貴重な味です。「これほどの粗食は、体験したことがない」と悲観される方もいるかもしれませんが、おいしく炊けた玄米ごはんに、上手にできたごま塩をかけてひと口食べてみましたら、気持ちが変わると思います。

これに、時間と発酵の力を利用して作られた滋味豊かなたくあんが添えられますと、消化酵素も加わり、腸のお掃除にもなります。

ごま塩　体に合わせて配分を変える

塩は陽性で、細胞や血管を引きしめる性質があります。一方、ごまは体をゆるめる陰性食材です（香りのあるものは、陰性）。このふたつの陰陽バランスをはかったものが、ごま塩です。

炒ってすったごまの上に、やはり炒ってすっておいた塩をしばらくかぶせておきます。すると塩の陽性が下に向かい、ごまの陰性が上昇するため、陰陽調和がなされるのです。

高齢者やお子さんがおられる家庭では、ごま10に対して塩1の割合で作りますが、通常はごま8に対して塩2の割合にします。ただし、食べてみて薄いと思ったりしょっぱいと思う人は、体の要求に合わせて割合を変えるといいでしょう。

陰性の体質、血液の薄い人には塩分が必要で、陽性の体質、血液の濃い人にはあまり必要ではないので、注意深く体の声を聞くようにしますと、間違いがありません。

体に取り入れる塩分は、1回にふりかける量でも調整できます。ごはんをよく噛むとでんぷんの甘みが出ますが、それに対してちょうどよい塩気は自然とわかるでしょう。

黒ごまは鉄分が多く、白ごまは脂肪分が多い、黒ごまに比べると白ごまのほうが陰性という違いがありますが、黒ごま塩をとるか白ごま塩をとるかは、お好みでよろしいと思います。

ただ、陰性体質を改善したいときは、黒ごま塩がいいでしょう。また、男性で精力のない方は黒ごま塩のほうがよく、女性で男まさりだったら白ごま塩のほうがおすすめです。お顔がだんだん優しくなっていくでしょう。

材料（作りやすい分量）
•黒ごま　大さじ8　•塩　大さじ2

作り方
1　ごまはバットに広げ、ゴミを取り除きます。水洗いしたら目の細かいザルやミニ裏ごし器にあげ、ふきんの上に広げて水気をとります。
2　素焼きの焙烙《ほうろく》かフライパンを弱火にかけて温め、塩を入れて木べらで混ぜながら炒ります

（フライパンを使用する場合は、直火に当て、こびりついている油を焼ききってから使うようにしてください）。

3　塩のにおいがとれて、サラサラになったらすり鉢にとり、すりこぎでパウダー状になるまですります。すり鉢から取り出し、別の容器にとっておきます。

4　あいたフライパンに1のごまを入れて中火にかけ、ガスの火から離してフライパンをゆらしながら炒っていきます。2〜3粒はぜたら、親指と人さし指でひねりつぶしてみます。サラッと粉状になったら、炒れています。

5　4をすり鉢にとり、力を入れないよう軽くすって粉状にします。強くするとごまから油が出てしまい、風味が損なわれるので注意してください。

6　5のごまの上に3の塩をかぶせるように入れ、冷えるまでそのままおきます。

7　塩とごまをすり混ぜます。このときも、力を入れないように。

8　7を密閉瓶に入れます。すり鉢の溝に残ったものは、ようじ5、6本を輪ゴムでゆわえたものをハケにしてかき出します。そこにごはんを入れて、まるめますと、きれいにとれます。

たくあん

消化酵素の働きで腸がきれいに

スーパーには多種類のたくあんが売られていますが、そのほとんどに保存料や着色料が添加され、人工甘味料や化学調味料が使われています。干した大根と米ぬかと塩だけで漬けた昔ながらのたくあんは、自然食品店で購入できますが、20本くらいでしたら都会のマンションでも漬けられますので、ぜひ作ってみてください。

たくあんを漬けたら、1カ月後くらいから食べ始め、気温が上がって酸っぱくなる前に食べきるというのが一般的ですが、できれば3年かけて漬けて陽性なたくあんにするのが理想的です。特に陰性病の方には、3年漬けたたくあんが必需品です。

材料(漬けられる最小単位)

- 大根　20本　・米ぬか　1kg　・塩　500g　・赤唐がらし　10本

(みかんの皮、柿の皮を入れると味がまろやかになります)

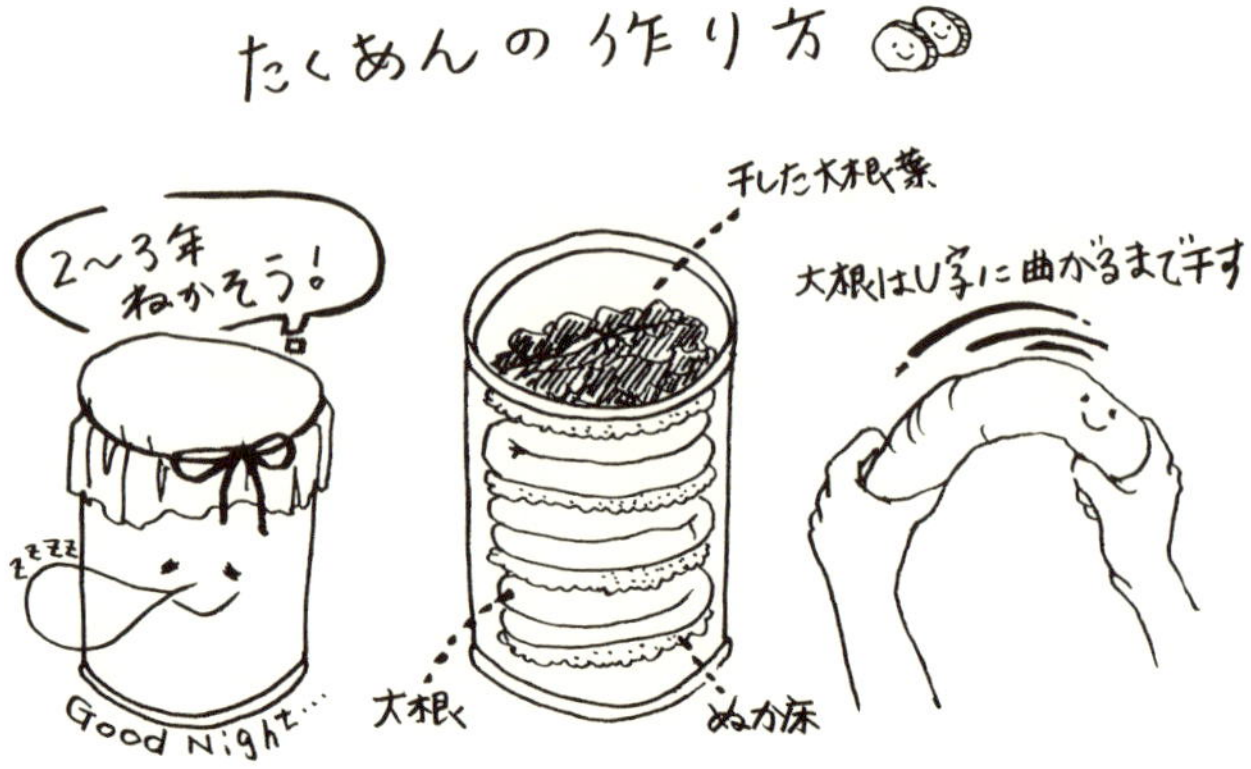

作り方

1 大根は洗って縄でしばり、つるして干します。曲げてみて、U字型になるまで干しましょう。

2 塩と米ぬかを混ぜて、ぬか床を作ります。

3 木の樽または瀬戸びきなど焼き物の容器に2のぬか床を少し敷きつめ、容器に沿った形で大根を平らに詰めます。そのうえにぬか床をふり、また大根を詰めるのを繰り返し、いちばん上はぬか床になるようにして、干した大根葉をふたにします。

4 3にビニールをしっかりかぶせてから落としぶたを置き、2kg以上の重石をのせます。紙でおおいをしてひもでしばり、できるだけ2～3年おいてからいただきます。

「パワフル玄米フード」で消化吸収の衰えを補う

玄米のもつ不思議な力については、Ｐａｒｔ２で述べましたが、ここでは、このパワフルフードのバリエーションレシピをご紹介します。体調をくずしたときや、元気を出したいときにおすすめです。

特に、「玄米クリーム」（炒り玄米のおかゆをこしたもの）やそれを薄めた「玄米スープ」を「玄米リセット食」ものどを通らないくらい重病の方に用いましたときには、奇跡とも思える回復力をみることができました。

それは、玄米の生命が人の生命と出会い、活かされ、恵みとなって、その方の生命を再び輝かせる瞬間だったように思います。

そんな玄米がもつ滋養と高いエネルギーを、効率よく体に取り込むために研究されてきたレシピです。

炒り玄米

おかゆやスープに大活躍

玄米を香ばしく炒りますと、外皮やぬかの層に亀裂が入り、繊維質が切断されますので、水分が早く吸収され、火も早く通ります。まとめて作っておけば、いろいろな料理に使い回せて便利です。

材料

- 玄米　適量

作り方

1　玄米は洗って水きりし、ふきんで水気をとります。

2　フライパンを中火にかけて1を入れ、フライパンを動かしながら木べらで混ぜつつ5分ほど炒ります。玄米の透明感がなくなってきつね色になり、数粒の皮がはじけてポンとはねるくらいまで炒ります。焦がさないように注意してください。

炒り玄米の応用料理

〔おかゆ〕 炒り玄米と7倍以上の水を鍋に入れて中火にかけ、25分ほど炊きます。玄米が花のように開いたら、塩少々を加えて火を止めます。

〔かぼちゃがゆ〕 炒り玄米がゆの仕上げにかぼちゃの小切りを加え、さらに15分炊きます。

〔炒り玄米と野菜のスープ〕 243ページを参照。ほかのスープやポタージュの浮き実にも、炒り玄米を使います。

〔炊き込みごはん〕 玄米の炊き込みごはんを作る場合は、根菜や乾物のようにかたい食材と組み合わせなければ煮崩れてしまいますが、炒り玄米なら短時間で炊けるので、やわらかい食材を一緒に炊き込むことができます。

〔おこし〕 鍋に玄米水飴、または麦芽飴大さじ1を入れて火にかけ、フワッとなったら塩ひとつまみを入れます。炒り玄米1カップと炒りごま、ピーナッツなど各適量を加え、箸3本で手早くかき混ぜます。これを、油を薄く塗って上新粉をふった流し缶に詰めて固めます。

玄米クリーム　消化吸収が最高にいい

ごはんを食べられない状態のときには、なめらかなクリーム状にした玄米クリームを食事がわりにします。

炒り玄米でおかゆを作り、さらしの袋でアツアツを絞る、たいへん手間のかかる料理ですが、それだけに作り手の祈りのエネルギーが込められています。そのためか、陰性でも陽性でも、玄米クリームを用いて様々な病を治すことができました。

体の弱い人のいるご家庭では常に作っておき、朝食がわりにしたり、疲れたときにいただくようにするとよいでしょう。１椀を１日３回食べるようにして、だんだん体力をつけていくようにしてください。

食べるときには、よく口に含んで噛んでから飲み込むようにします。唾液を混ぜることが、いちばん大事ですから。

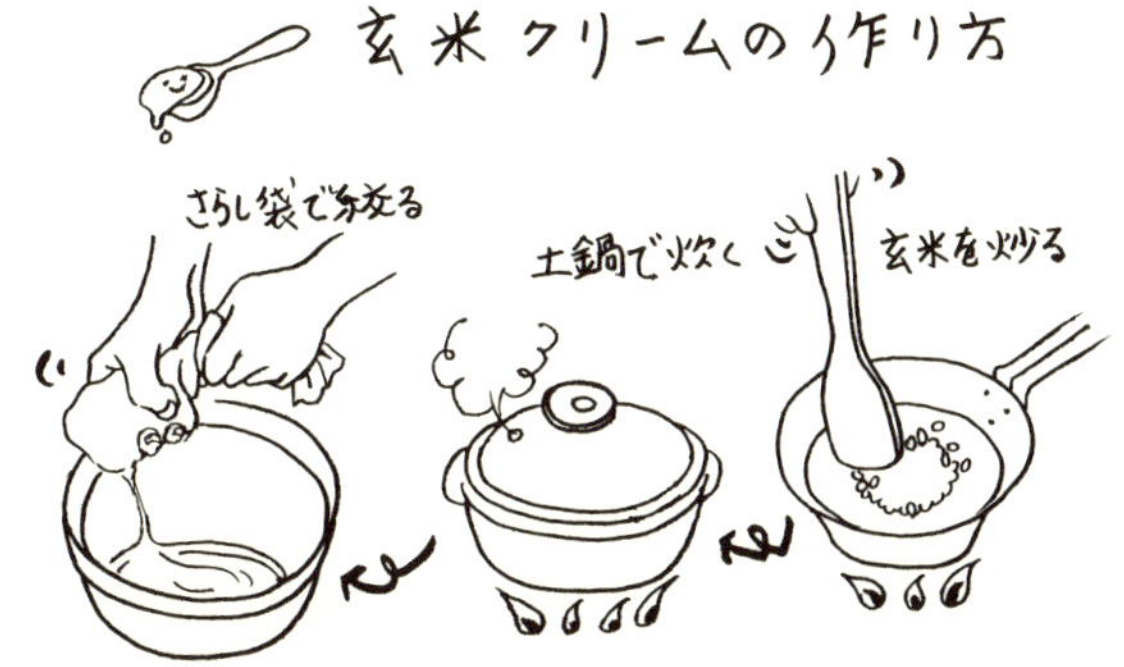

材料（作りやすい分量）

・玄米　1カップ　・水　10カップ　・塩　小さじ½
（体の状態により、量を調整する）

作り方

1　玄米は、188ページの「炒り玄米」を参照して、香ばしく炒ります。

2　土鍋に1と水を入れて弱火にかけ、鍋が温まったら中火にします。沸騰したら弱火にして40分炊きます。

3　ボウルのなかにさらしを袋状に縫ったものを広げ、少しさました2を玉じゃくし1杯入れて絞ります（手を水で冷やし、やけどに注意しながらすること）。さらしの上に浮くのり状のものをしゃもじでこそげて、ボウルにためていきます。裏ごし器を使って裏ごしてもいいですが、その場合は、裏ごし器の上に2を玉じゃくし1杯のせ、網の格子を斜めに使ってしゃもじで押しながら玄米の殻を取り除きます。

4　陰性病の場合は3に分量の塩を加え、陽性病の場合は塩をほんの少しだけ加え、湯煎します(直火にかけると、鍋のへりに玄米クリームがついてしまいます)。ごま塩、てっかみそ、しょうゆなどをかけていただきます。

玄米スープ
速効性がある万能薬

病気で何ものどを通らなかったり、消化力が極端に落ちているときなどには、前述の玄米クリームを薄めて玄米スープを使います。

吸収がたいへんよく、速効性がありますので、私は重症の人の看護の際によく作ってきました。意識不明の人でも吸い口に入れて口に注ぐと、玄米スープだけは本能的に受けつけてくれたものです。そして、しばらくすると顔色がよくなって、回復に向かっていかれました。

玄米スープは万能薬で、生命への根源的な働きかけがあり、命をよみがえらせる飲み物だと思います。食欲のない人や、噛む力のない人にも役立ちますし、母乳の代用や離乳食にも最適です。

飲み方は、コップ1杯を1日に3回としてください。食欲が出てきたら、玄米クリームに変えていきましょう。

材料（1人分）

•玄米クリーム　1/3カップ　•水　1カップ　•塩　小さじ1/5

作り方

小鍋に玄米クリームと水を入れ、木べらでかき混ぜながら温め、塩を加えます。

黒炒り玄米茶

冷え性、骨粗しょう症、胃炎…に効く

玄米を黒く炒って煮出した、極陽性のお茶です。体を陽性にしますので、陽性な体調の人が飲んでもおいしく感じません。体が必要としないものは、おいしくないのです。

適応症は、神経痛、リウマチ、頻尿、冷え性、骨に出た症状（骨粗《そ》しょう症、疲労性骨折、カリエスなど）、神経症、胃炎（胃酸過多など）、味覚不能（肝臓の不調が原因）、陰性の熱などです。

飲み方は、½カップを1日3回としてください。おいしいと感じなくなったら体が変わってきたという合図ですので、飲むのをやめましょう。

材料（作りやすい分量）

•玄米　1カップ　•水　10カップ

作り方

1　玄米は、188ページの「炒り玄米」を参照して炒っていきます。

2　玄米の茶色が抜けたら炒り終わったという合図です。真っ黒になるまで炒らないように注意してください。

3　鍋に1と水10カップを入れて火にかけ、沸騰したら弱火にし、半量になるまで煮出してすぐにこします。

圧力鍋炊き玄米がゆ

胃腸に優しく食べやすい

水分が多い玄米がゆは、玄米ごはんに比べて陰性ですので、体が陽性になりすぎている人におすすめです。玄米をおいしく食べられないときや、胃腸が弱っているときの主食に、また、半断食明けの食事に適しています。

水の量によって、五倍がゆ、七倍がゆ、十倍がゆとします。お好みによって作り分けてください。風邪をひいているときのごはんには、五倍がゆか七倍がゆがよろしいでしょう。半断食明けには、十倍がゆお茶碗1杯を、1日2回に分けてめしあがってください。

圧力をかけて炊く場合は、玄米を水につけておかなくてもやわらかく炊けますし、時間も圧力をかけない場合に比べ、ずっと短縮できます。

土鍋で炊く玄米がゆよりも、こちらのほうが陽性なおかゆになります。

材料（作りやすい分量）

•玄米　1・5カップ　•水　玄米の5〜10倍　•塩　小さじ1/4

作り方

1　150ページの「圧力鍋で炊く」の洗い方を参照して、玄米を洗って水きりします。圧力鍋に玄米と水、塩を入れ、中火にかけます（おもりのある鍋の場合は、おもりもセット）。

2　湯気が出てきたら強火にし、圧力がかかったらそのまま5分炊き、弱火にして40分〜1時間炊きます。

3　火を止めてコンロから鍋をおろし、圧力が抜けるまで（おもりがラクにとれるまで）蒸らします。

4　器によそい、梅干しやてっかみそ、ごま塩、しょうゆなどを添えます（体調によっておいしいと思う味つけが違ってくるので、そのつど選んでいただくといいでしょう）。

土鍋炊き玄米がゆ

ゆっくり、じっくり火を通す

やわらかくふっくらした玄米がゆが好きな人には、土鍋炊きのおかゆがおすすめです。圧力鍋で炊くおかゆよりも陰性に炊けますので、陽性体質の人やスポーツマン、子どもに向いています。また、金属アレルギーの人にもいいでしょう。

材料（作りやすい分量）

●玄米　1.5カップ　●水　玄米の5～10倍　●塩　小さじ¼

作り方

1　150ページの「圧力鍋で炊く」の洗い方を参照して、玄米を洗って水きりします。土鍋に玄米と水を入れ、1時間水につけます。

2　1に塩を入れ、中火にかけます。

3　沸騰したら弱火にし、約2時間炊きます。途中ふたをとったり、かき混ぜたりしないこと。
4　火からおろし、5～10分蒸らします（鍋の大きさによって調整）。
5　器によそい、梅干しやてっかみそ、ごま塩、しょうゆなどを添えます。

8時間炊き玄米がゆ
胃の弱り、胃酸過多に効果的

長時間かけて炊いた玄米がゆは、とても消化吸収がいいので、胃が弱っている方によく、なかでも胃酸過多になっている人におすすめです。赤ちゃんの離乳食や、半断食後の補食にも向いています。

毎年、神奈川県小田原市の山中で行なわれる和田正宏氏が主宰する「はじめ塾」の合宿で、このスペシャルな玄米がゆを子どもさんたちが作ってくれますが、昔のかまどに羽釜《はがま》をのせて、ひと晩じゅう火を絶やさないで炊いています。それも、まきを箸ほどに割り、少しずつチロチロと燃えるよう、辛抱強くゆっくりと火をついでいき、明け方の朝食に供します。

そのおいしいこと。短時間で作ったおかゆとはまったく違い、玄米の慈味が体じゅうにしみわたるようです。好んでこの役を買って出てくださる子どもさんたちには、頭が下がります。

このおかゆはトロッとした玄米のミルクのようなので、簡単に飲めてしまうのですが、急いでいただいたらもったいないことです。口に含んだら、おかゆひと口に含まれるすべてのミネラル分を吸収できるよう、唾液をたくさん混ぜて、ゆっくりといただいてください。49ページにも書きましたが、唾液は最高の薬効をもつ自家薬です。

材料（作りやすい分量）

•玄米　1カップ　•水　30カップ　•塩　小さじ1/4

作り方

1　150ページの「圧力鍋で炊く」の洗い方1～3を参照して、玄米を洗って水きりします。土鍋に玄米と水、塩を入れて中火にかけます。

2　沸騰したら弱火にして、8時間炊きます。途中でかき混ぜないこと。

3　火からおろして10分ほど蒸らします。器によそい、梅干しやてっかみそ、ごま塩、しょうゆなどを添えます。残りは冷蔵庫に入れ、そのつど温めていただきましょう。

基本の玄米おにぎり

食べると力が湧いてくる

おにぎりを作ると、手のひらからごはんに気の力が入ります。お米のもつ生命力だけでなく、作った人の気や愛情もエネルギーになるのです。

材料(2人分)

•玄米ごはん　2カップ　•塩　小さじ½　•番茶　1カップ

作り方

手のひらに番茶を少量つけて手水にし、塩を手につけて1カップの玄米で、2㎝厚さの三角おにぎりを4個作ります。好みでのりを巻いてください。

玄米焼きおにぎり
貧血ぎみの人におすすめ

にぎって焼いて調味して、玄米ごはんよりずっと陽性にしたのが焼きおにぎり。陰性症状がある人、とくに貧血の人におすすめです。
しょうゆのかわりにみそをつけてこんがりと焼くと、冬はとても温まります。

材料（2人分）

•玄米ごはん　2カップ　•番茶　1カップ　•しょうゆ　適量

作り方

1　番茶を手水にしておにぎりを4個作り、焼き網やオーブン、オーブントースターで、両面に焦げ目がつくまで焼きます（先に温めておくとくっつかない）。

2　1にしょうゆを塗って、さらにあぶるとしょうゆが香ばしくなります。

玄米もち　少量でも力がつく

玄米を長時間蒸し、つくことで圧力をかけると圧縮されるため、マッチ箱大のおもちがごはん一膳分といわれています。しかも、消化がよくて、たいへん吸収がよいのです。「力もち」といわれるとおり、おもちは本当に力がつく食べ物です。ちなみに、万葉の時代はお米をすべて蒸していただいていたので、噛むのに時間をかけたと思います。噛めば噛むほど、体は強くなるのです。

白米もちはよく噛まなくても食べることができますが、玄米もちはそうはいきません。まけば芽を出す玄米の生命力が凝縮された玄米もちは、お正月のお雑煮だけでなく、一年じゅういろいろに工夫して、いただきたいものです。

自然食品店で真空パックの玄米もちを購入できますが家庭用もちつき機をお持ちだったり臼《うす》と杵《きね》をお持ちの人は、ぜひつきたてもちを味わってください。

真空パックのもちの場合は、焼き網やオーブントースターで焼くか、軽く焼き色をつけてからゆでるなどしてやわらかくします。

食べ方1・ちぎりもち

やわらかなもちをちぎり、しょうゆや大根おろし、すりごま、きな粉、あずきあん（219ページの「あずきかぼちゃ」の1～3を参照してあずきをやわらかくゆで、塩少々を加えたら、レーズン、刻んだ干し柿、メープルシロップのいずれかを仕上げに加える）などでいただきます。

食べ方2・あられ

かたくなったもちを小さく切って干し、油で揚げて、塩またはしょうゆをふりかけいただきます。

家庭で作る玄米もち
つきたてをその場で

玄米もちを作るのに、初めのうちは苦労しました。皮がかたいので、杵でついてもなめらかなもちにならなかったのです。玄米の外皮のセルロースは水に溶けにくく、完全に種を守っているので、これをやわらかくするためには、水につけるのに2日間を要しました。蒸し時間も白米もちの2倍以上かかるため、人によっては、少し精米してから蒸す人もいます。

材料
•もち玄米　3カップ　•水　適量

作り方
1　もち玄米は、たっぷりの水に3日間つけます。暑い季節だと水が濁るので、1日1回水を取り替えます。

2　蒸気のあがった蒸し器にぬれぶきんを敷き、水をきった1を入れて2時間強火で蒸します（差し湯をしながら蒸します）。

3　家庭用もちつき機でつくか、杵と臼でつき、左記のように、のしもちにしたり、大福もちにしたり、豆もちにします。

【のしもちの作り方】板にもち粉をふった上につきたてのもちをのせ、平らにのばす。ある程度かたくなったら切り分けてください。揚げもちや焼きもち、雑煮にしていただきます。

【大福もちの作り方】もちがやわらかいうちに、あずきあんをくるんでまるめる。

【豆もちの作り方】もちがやわらかいうちに、ふっくらと塩で煮た大豆や黒豆を混ぜて、つきたてもちに練り込んで、かまぼこ状に整形します。切りやすいかたさになったら、厚さ1㎝ほどに切ります。

玄米甘酒　発酵の力で甘くし、体に活力

お米は発酵の力で甘くなり、お酒になって、酢に変化していきます。おかゆにわずかな麹菌を混ぜて発酵させると、ゆっくり糖に変わって、体に活力となる甘酒になります。

昔、桜沢如一先生から「1粒の麹で、1カップの玄米を甘酒にしてごらん」と宿題を出され、温度管理など苦労して発酵させたことがありましたが、麹菌の発酵の力はみごとなものでした。

江戸時代には、屋台で甘酒が湯気を立てて売られていたそうです。しょうがおろしを加えていただき、体を温めて寒さを乗り切っていたのでしょう。

意外なことに、甘酒は夏の季語で、夏にも屋台が出ていたようですから、体力づけになっていたのでしょうか？　暑い台湾でも、甘酒は屋台で売られていますから。

いまは、酒粕に白砂糖を加えたものがありますので、ご注意ください。麹で米を発酵させたものが本物の甘酒です。

材料

•玄米または白米　2カップ　•水　10カップ　•米麹　½〜1カップ　仕上げ用の水　適量　•塩　少々　•しょうが汁　少々

作り方

1　玄米と水で197ページの「圧力鍋で炊く玄米がゆ」を参照して、玄米がゆを作ります（塩は入れずに、2の弱火の時間は30分にします）。

2　火からおろし、ぬるま湯くらいまでさめたら、米麹を混ぜます。

3　熱が逃げないよう、2の鍋をふとんで包み、ひと晩発酵させます。冬はこたつに入れるといいでしょう。

4　3に仕上げ用の水と塩を加え、火にかけて混ぜながらひと煮立ちさせます。器によそい、しょうが汁を落としていただきます。

Part 7

病気を防ぐ・治す

〔実践〕「薬になるおかず」のレシピ

症状改善、健康維持に役立つ「食べるクスリ」

ある症状を改善したい、病気を治したいといったときに、目的に合わせて体に働きかける料理を用いるのが、マクロビオティックの特徴でもあります。それらは、普通におかずとしてもいただけますので、症状がない方がめしあがると健康維持に役立ち、薬に頼らない体作りの早道になります。

特定の内臓にダイレクトに影響を与えるもの、血液をきれいにするもの、血管を強くするもの、細胞を活性化させるものなど、どれも効果の高い料理で、まさに「食養おかず」と呼べるものばかりですので、それぞれの効能をふまえて毎日の食事に取り入れてください。

「きんぴら」や「ひじきとにんじん」、「油揚げの煮物」、「切り干し大根の煮物」といった料理は、一度に食べる量が大さじ１杯ほどと少ないので、まとめて作って保存容器で冷蔵保存し、そのつど鍋で温めていただくといいでしょう。ものによっては、温めるときにちょっと水を差しましょう。

また、旬の食材をいただくことも日々体調を整えるのには重要です。自然はありがたいことに、私たちの体のリズムに合わせてちょうどよくバランスをとってくれる食材を用意しています。春先に出る野草、色とりどりの夏野菜、秋に採れる穀物や木の実、冬に甘くなる根菜類など、いちばんおいしい時季にぜひ食事に取り入れてください。

きんぴら

整腸作用、呼吸器も強くする

ごぼうには解毒作用があり、繊維質が刺激になって、腸の働きが活発になるという効果が得られます。にんじんには造血作用があり、体を温める、細胞を引きしめるといった効能があります。また、れんこんは肺や気管の細胞の働きを活性化させる効果があります。

根菜の甘みを充分に引き出す調理法ですので、みりんや砂糖、お酒などは、いっさい必要ありません。これらを加えますと、薬効がなくなってしまうので、注意してください。

材料と下ごしらえ（作りやすい分量）

•ごぼう　200g〔ささがきまたは細切り。4㎝の長さに薄く斜めにスライスしたのちに細く切る〕•にんじん　200g〔細切りにする〕•れんこん　200g〔太いものは四つ割り、細いものは半割りにして、薄切りにする〕•ごま油　小さじ1　•だし汁（164ページ）または水　適量　•塩　ひとつまみ　•しょうゆ　大さじ2

作り方

1　鍋を中火にかけて温め、ごま油を回し、ごぼうを入れて炒めます。

2　ごぼうが透き通り、香りが立ちこめたらごぼうを鍋の端に寄せ、あいたところにれんこんを入れて炒め、ごぼうと炒め合わせます。同様にしてにんじんも加えて、炒め合わせます。炒めるときにあまりかき混ぜると、粘り気が出て、切り口も崩れてしまい、見た目も味も悪くなってしまいます。

3　それぞれの野菜が透き通ったらだし汁または水を加え、ふたをして煮ます。

4　煮立ったら弱火にして煮、野菜がやわらかくなったら塩を2、3回に分けて入れます。塩は一度に入れると野菜がびっくりしてしまい、かたくなりますし、味を吸収しなくなりますので、2、3度に分けて入れてください。

5　しょうゆを回し入れ、ふたをとって煮汁がなくなるまで煮、最後に菜箸で上下を返して混ぜます。途中で箸を入れないようにしてください。

ひじきとにんじん、油揚げの煮物

貧血を改善する

ひじきは海藻のなかでは最も陽性で、細胞を引きしめる働きが強い食品で造血作用のあるにんじんと組み合わせたこの煮物は、特に貧血の人におすすめです。

材料と下ごしらえ(作りやすい分量)

•乾燥ひじき　50g〔サッと洗い、水きりする〕•にんじん　50g〔細切りにする〕•油揚げ1枚〔油抜きし、細切りにする〕•しょうゆ　大さじ1　•水　適量

作り方

1　鍋を中火にかけてひじきを入れ、水をかぶるくらい入れます。

2　沸騰したらにんじんと油揚げを入れて煮、ひじきがやわらかくなったらしょうゆを回し入れ、煮汁がなくなるまで煮飛ばします。

切り干し大根の煮物

コレステロール値を下げる

大根は万能薬です。血液をきれいにし、コレステロール値を下げる、血圧を安定させるといった働きがあります。体が冷える人や陰性の人は、大根よりも陽性な切り干し大根を使ってください。

切り干し大根は、充分に太陽に当てて水分を取り去ってあるので、繊維とミネラルといった大根エキスの結集になっており、少量で効果が得られます。動物性食品のとり過ぎで肝臓を悪くしている人や、花粉症、アトピー性皮膚炎の人には、特におすすめです。

多めに煮て冷蔵しておけば、ギョウザや中華まんじゅうの具に活用できます。切り干し大根だけで煮る例をご紹介しますが、にんじんや油揚げ、炒りごま、ひじきなどを加えてもよいでしょう。

材料と下ごしらえ〈作りやすい分量〉

・切り干し大根　20g〔サッと洗って水きりする〕　・水　適量　・塩　少々　・しょうゆ　小さじ1

作り方

1　洗った切り干し大根は、食べやすい長さに切ります。

2　鍋を中火にかけて温め、1を入れて空炒りし、甘い香りがしてきたら水をひたひたになるくらい加え、ふたをして煮ます。

3　好みのかたさまでやわらかくなったら、塩を入れます（塩が入ると、甘みが増します）。香りづけに、しょうゆを最後に落として仕上げます。

あずきかぼちゃ

糖尿病を改善する

あずきには腸内のお掃除をする働きがありますし、昔から子宮の汚血《おけつ》（生理のあとに残るもの）を洗うともいわれています。一方かぼちゃは腎臓を強くし、尿の出をよくする働きがあります。

マクロビオティックでの糖尿病治しに、あずきかぼちゃは必需品です。ねぎのひげ根も腎臓の働きをよくしますので、あれば捨てずに細かく刻んでかぼちゃと一緒に入れましょう。腎臓の調子を整えたい場合は、毎朝1椀ずついただきます。健康な方も、月に2度はめしあがってください。

材料と下ごしらえ（5人分）

•あずき　1カップ　•かぼちゃ　正味100グラム〔2㎝角に切る〕　•水　5～6カップ　•塩小さじ½弱

作り方

1 あずきを洗って水をきり、鍋（あれば土鍋）に入れます。

2 あずきの3倍量くらいの水を、分量の水からとって1に加え、ふたをして中火にかけます。

3 煮立ってきたら、火を弱めて煮ます。

4 煮汁が少なくなったら分量の水からとって差し水（びっくり水）をして、さらに煮ます。差し水をすると皮がやわらかくなり、豆のなかまで火が通るので、何度か繰り返して煮ていきます。

5 あずきがやわらかくなったら、塩の⅓量を入れ、残りの水を加えて煮ます。途中でまた⅓量の塩を加え、味がしみ込むまで煮ます。

6 かぼちゃを5に加え、残りの塩を入れて、かぼちゃがやわらかくなるまで煮ます。

あずき昆布

便通をよくする

あずきは、昆布と一緒に煮ると、あずきだけで煮るよりも、とても早く煮えます。あずきが腸に働いて便通をよくしますが、便秘の人は、ごま油を1、2滴たらして食べるといいでしょう。

私は最後に煮飛ばし、ポロポロに煮上げたものを冷蔵庫に入れて、おかゆに少し入れたり、料理やお菓子に活用しています。

材料(5人分)

•あずき　1カップ　•昆布　4㎝角1枚　•水　5〜6カップ　•塩　小さじ½弱

作り方

1　あずきを洗って水をきり、昆布と一緒に鍋(あれば土鍋)に入れます。

2　あずきの3倍量くらいの水を、分量の水からとって1に加え、ふたをして中火にかけます。

3　煮立ってきたら、火を弱めて煮ます。

4　煮汁が少なくなったら差し水（びっくり水）をして、さらに煮ます。差し水をすると皮がやわらかくなり、豆のなかまで火が通るので、何度か繰り返して煮ていきます。

5　あずきがやわらかくなったら、塩を加えます。汁気が多いほうがいい場合は、そのまま火を止め、汁気が少ないほうがよければしばらく煮つめます。

れんこんの煮つけ

せき、ぜん息、肺の弱りに

せきが出やすい人、ぜん息もちの人、肺が弱い人には、れんこんが有効。厚い輪切りにしてしっかりと煮つけ、毎食ふた切れいただくと、肺や気管を強くしてくれます。

材料と下ごしらえ（作りやすい分量）

•れんこん　300g〔1cmの厚さの輪切りにする〕　•だし汁（164ページ）　2カップ　•しょうゆ　大さじ1　•塩　小さじ⅓

作り方

1　鍋にだし汁とれんこんを入れて、中火にかけます。

2　沸騰したら弱火にし、れんこんがやわらかくなるまで煮たら、しょうゆと塩を入れ、煮汁がなくなるまでよく煮しめます。

てっかみそ　抜群の造血作用がある

陽性食材の根菜とみそを使い、切り方もいちばん火が通って陽性にしやすいみじん切りにして、じっくり火を入れることでさらに陽性にする。そのように徹底して陽性食品にするのが、てっかみそです。

欧州では、てっかみそをパンにつけています。長く保存する場合はパラパラになるまで炒めますが、日常めしあがって、2カ月くらいで食べきるようでしたら、少ししっとりしているくらいのほうがいただきやすいです。

小さじ1杯のてっかみそには、みそ汁4杯分の造血作用があります。ですから無理に多くとらず、おいしく感じる量でめしあがってください。ただし、貧血や白血病のように造血が必要なときは、量を多くしてください（病院で、「てっかみそは輸血より効果あり」といわれたことがありました）。

少々高価な八丁みそを使いますが、たいへんおいしいです。

材料と下ごしらえ(作りやすい分量)

•ごぼう　70g〔ごく細かいみじん切りに〕•にんじん　40g〔ごく細かいみじん切りに〕•れんこん　節の部分60g〔ごく細かいみじん切りに〕•ごま油　小さじ2~3 •八丁みそ　170g •しょうが　5g〔ごく細かいみじん切りに〕

作り方

1　厚手のフライパンまたは鍋(鉄鍋がよい)を中火にかけて温め、ごま油を回します。ごぼうを入れて、木べらで混ぜながらよく炒めます。

2　ごぼうの香りが飛んだら鍋の端に寄せ、あいたところでれんこんを炒めてごぼうと炒め合わせ、同様にしてにんじんを加えて炒めます。

3　弱火にして30分くらい炒めたら、八丁みそを加えてよく混ぜ合わせます。

4　木べらで混ぜながら、3~5時間かけて気長に炒ります。鍋が熱くなったら火を止め、余熱で炒って、さめてきたら再び火にかけて炒ります。

5　サラッとなるまで炒ったら(長期保存でない場合はしっとりするくらいまで炒ったら)、仕上げにしょうがを入れ、さらに20分ほど炒ってから火を止めます。

すぎな入りてっかみそ　強い骨をつくる

てっかみそは、桜沢先生の奥様のリマ先生にご指導いただいた基本形で長年作ってまいりました。けれど、近頃は皆さまカルシウム不足のような気がいたしますので、カルシウムを豊富に含むすぎなと昆布粉末、ごまペーストを加えてみました。

材料（作りやすい分量）

•基本のてっかみそと同様の材料　•乾燥したすぎなの粉＊　30g　•昆布粉末　20〜30g　•白すりごままたは白ごまペースト　大さじ1

＊　すぎなは天日に干してカリカリに乾燥させ、ミルやフードプロセッサーで粉にします。

作り方

基本のてっかみその作り方5（224ページ）で、しょうがを入れる前にすぎなと昆布粉末、ごまを加えます。ひと炒めしてからしょうがを加えて仕上げます。

たんぽぽの根のきんぴら

体を温め、細胞・内臓を活性化

たんぽぽは、野草のなかでも最高に陽性の要素をもっています。世界的にみても「薬草の王様」といえます。体を温め、細胞・内臓を活発にさせる働きがあるため、たんぽぽを食べると元気になるのです。それに、世界中どこでも採れるので、どんな国に行っても病気治療や健康維持に使えます。

特にまっすぐ地中に伸びるたんぽぽの根は、野草としていちばん薬効があるので、きんぴらにしたり、煮つめてたんぽぽエキスにしたりして活用します。

かつてポリオのお子さんが、たんぽぽの根だけで、3カ月でよくなったことがありました。

野草は天然の生育のため、野菜よりも成分が凝集しています。ですからどの料理であっても、2箸くらいが適量です。たんぽぽはアクが強いので、食べ過ぎると肩がこったり、首が回らなくなったりします。

根をコーヒーにした、たんぽぽコーヒーは英国の伝統的な飲み物で、いまでは日本の自然食品店でも購入できます。冷え性、うつ病、自律神経失調症、神経症、心臓病などの症状の人におすすめです。

材料(作りやすい分量)

●たんぽぽの根　100g（1日2食で2週間分）●ごま油　小さじ1　●しょうゆ　大さじ1

作り方

1　たんぽぽの根はたわしで土を洗い落とし、ささがきにします。

2　鍋を中火にかけて温め、ごま油を回します。1のたんぽぽの根を入れてゆっくり炒め、しょうゆを加えてきんぴらにします。かたかったら水を少量入れて煮、やわらかくします。若い根はやわらかいので、水なしで大丈夫です。

ねぎみそおじや

風邪のときや疲労時に

玄米をよく煮、造血作用があって体を温めるみそと、血流をよくするねぎを加えたおじやは、体を芯から温めます。消化吸収もよいので、風邪をひいたり疲れたときに炊くといいでしょう。

ねぎを、にらにかえて作ってもよいです。

材料と下ごしらえ（2人分）

•玄米ごはん　1カップ　•みそ　大さじ1（みその塩辛さによって量を調整する）　•水　10カップ（ごはんの10倍）　•ねぎ＊　½本（薄い小口切りにする）

＊　にらを使う場合は、¼わを使用します。

作り方

1　土鍋に玄米ごはんを入れて水を加え、中火にかけます。煮立ってきたら弱火にし、30分ほどかけてゆっくりと煮ます。

2　ごはんがトロトロになったら、みそを入れて少し煮ます。

3　2に小口切りのねぎを散らし、ふたをして10分蒸らします。発熱しているときは、ねぎを生食できるよう、器によそってからねぎを散らします。

そばクリーム　体を芯から温める

そばは米より体を温めますので、そばクリームは寒い時期にときどきめしあがるとよい食べ物です（ちなみに、おそば屋さんで出るそば湯も、寒さ対策には有効です）。かつて私が主催した子どものスキーキャンプでも、そば粉をよく使いました。

冬に山ごもりする行者さんも、そば粉を持って入山します。また、フランスのブルターニュ地方はそばの産地で、そばクレープを主食にしていますが、彼らに気骨があるのはそば食ゆえともいわれています。

ポリオのお子さんが、そばクリームを1杯飲んだだけで、姿勢が変わりました。

薄めに作ればお茶代わりに。寒いときは濃いめに作ってとろみをつければポタージュとしても楽しめます。

材料（2人分）

•そば粉（細びき）　1/2カップ　•水　2と1/2カップ　•塩　小さじ1/5

作り方

1　フライパンを弱火にかけて温め、そば粉を入れて、木べらで混ぜながら炒ります。

2　香ばしい香りが立ち、そば粉がベージュ色に変わったら水を加え、塩を加えてかき混ぜます。とろみが出たら、できあがりです。

おめでとう（あずき入り玄米がゆ）

体力減退、胃かいよう

あずき入りの彩りきれいなおかゆです。この料理名には、「病気が治って、おめでとう」という意味が込められています。確かに、胃かいようやポリープ、食欲不振、体力減退など、多種多様な病気を治すのに効果があり、治療にも使いました。

炒った玄米を使いますから、外皮に亀裂が入っているために早く炊け、消化にもよく、香ばしくて食欲が出ます。そのうえ、あずきが腸を活性化させる有効菌を生み出し、腸の掃除をしてくれるので、強力な薬膳料理になるのです。

健康維持のために、日常食としても、ぜひ取り入れてください。通常は、炒り玄米とあずきを一緒に炊きますが、おもてなし料理にするときは、彩りのきれいな別炊きをおすすめします。

いずれの場合も、ごま塩（１８２ページ）をかけていただきます。塩分は、ごま塩の量で調節してください。

材料（4人分）

•玄米　1カップ　•あずき　1/4カップ　•塩　小さじ1/3〜1/2　•水　10カップ（玄米の10倍）

作り方

1　あずきは水につけてひと晩おき、ふやかしておきます。

2　玄米は、150ページの「圧力鍋で炊く」の洗い方を参照して洗い、水きりします。

3　鍋を中火にかけて温め、2の玄米を入れて、木べらで混ぜながら、5分ほど焦がさないように炒ります。

4　土鍋に炒った玄米とあずき、水、塩を入れて中火にかけ、煮立ったら弱火にして40分炊きます。土鍋の余熱を利用し、そのまま20分おいて蒸らします。

梅干し　5年ものは薬にもなる

梅干しは、酸っぱさと辛さがこなれるのに3年かかりますが、5年ほど漬けますと、薬といえるくらいのものになります。

昔の漬け方は「塩2割」といわれていましたが、最近は減塩ばやりです。けれども、ここで紹介しますのは長期間漬ける方法ですので、塩を多めに使いました。

材料（漬けられる最小単位）

•梅　2kg　•塩（梅を漬ける分）　300〜400g　•赤じそ　500g　•赤じその塩もみ用の塩　40〜80g

作り方

1　梅をひと晩水につけ、アクを抜きます（ヘタは竹串でとってもいいですが、とらなくてもかまいません)。

2　木の樽もしくは瓶《かめ》に、塩と梅を交互に重ねていきます。最後に塩をしっかりとふり、空気を遮断します。

3　ビニールでおおい、落としぶたをし、2kg以上のおもしをします。紙でおおってひもでしばり、冷暗所に置きます。

4　しばらくすると赤じそが出回ってくるので、葉だけをボウルに入れて塩を加えてもみ、黒いアクを流したあとに、樽のなかにあがってきた白梅酢を加えてよくもみます。紅色になったしその葉を、漬かっている梅の間に入れ込み、おもしは軽いおもしに変えて再び貯蔵します。

5　夏の土用の日差しの強い日に、梅を大きな竹ザルに並べて干します。夜は樽に戻し、漬け液にひたします。これを2、3日繰り返します。雨に当てないように注意してください。

6　樽に戻し、冷暗所に保存。3年後からいただけます。

即席吹き寄せ漬け

陽性体質におすすめ

残り野菜をいろいろ合わせ、しょうゆ2対酢1の調味料に漬ける簡単漬物。たくあんに比べるとずっと陰性なので、健康な人向きのおかずですが、特に陽性体質の人におすすめです。

ひと晩おくと味が落ち着いておいしくなりますが、夏みかんは盛りつけ前に混ぜてください。彩りがいいので、お客さまにも喜ばれます。

材料は、左記のほかに、かぶやブロッコリー、玉ねぎもよく、夏期にはきゅうりやなす、ピーマンもいいでしょう。その際、ブロッコリーやきゅうり、ピーマンも、盛りつけ前に合わせた方が緑が鮮やかで、歯切れのよさも楽しめます。

材料と下ごしらえ（作りやすい分量）

•大根　100g〔乱切りにする〕　•にんじん　100g〔乱切りにする〕　•セロリ　½本〔乱切

りにする〕　•しょうが　10g〔薄くスライスしてから針しょうがにする〕　•夏みかんまたはグレープフルーツ　½個〔薄皮をむいておく〕

つけ汁
•しょうゆ　大さじ3　•酢　大さじ1と½

作り方
1　しょうゆと酢を混ぜ合わせてつけ汁を作る。
2　ボウルに、箸でとれる大きさに切った野菜を入れて1を加えて混ぜ、上に皿をおいてひと晩おきます。
3　2に夏みかんまたはグレープフルーツを加え、よく混ぜてから器に盛ります。

ふきみそ

春先に体の老廃物を排出する

冬の間、寒さに負けないよう塩味の強いコクのあるものを食べて、カロリーを保ってきたのですが、春になったらたまった老廃物を排出して内臓を整えなければなりません。それには、苦みのある野草がいちばんの薬になります。

春に先がけて顔を出すふきの芽（ふきのとう）は、命の力が圧縮されたように生命価の高いものです。春一番にめしあがっていただきたい野草です。ふきみそのほかにも、天ぷらにしたり、刻んでチャーハンに混ぜていただきましょう。

材料（作りやすい分量）

•ふきのとう　10個　•ごま油　小さじ1　•みそ　大さじ1～2　•炒り白ごま、または白ごまペースト　大さじ½～1

作り方

1　ふきのとうは洗って水きりし、粗く刻みます。

2　鍋にごま油を回して1を入れて炒り、よく火が通ったらみそを加える。

3　木べらでよく練りながら火を通します。好みで炒りごま、またはごまペーストを加えると、味がやわらかくなります。

きゅうりもみ

夏の体を内側から涼しくする

暑い季節には、酢の物や酢めしのような酸味のある料理が、サッパリして喜ばれます。陰性な酢が細胞をゆるませて熱を放散させ、体を内側から涼しく、また、うり類は夏にできるものなので、体を冷やします。

わかめなどの海藻類は血管を浄化しますので、頻繁に使って常食にしたほうがよいです。春から夏にかけては採れたての生の海藻がいただけますが、他の季節には乾燥させたものや塩蔵のものをもどしてお使いください。

甘酢風にしたい場合は、レーズンやみかん、はちみつなどを用いるといいでしょう。ただし、病気療養中の方は甘みをつけずにめしあがってください。

材料（4人分）

•きゅうり　2本　•塩　少々　•わかめ（水でもどしてざく切りしたもの）　1カップ　•酢（か

んきつ酢、りんご酢、または梅酢＊）　大さじ3　•しょうが　1かけ〔針しょうがにする〕　•好みでレーズン、みかん（房から出してほぐしたもの）、または、はちみつ　適量

＊陰性な症状がある場合は、陰性な酢やかんきつ酢などではなく、塩気がきいて比較的陽性な梅酢を使用。この場合は、塩を入れないこと。

作り方

1　きゅうりはまな板に置いて多めの塩（分量外）をふり、板ずりします。色がよくなったら、洗わずに薄い小口切りにし、ボウルにとって塩をふり、混ぜておきます（梅酢の場合は洗って塩分を落とします）。

2　別のボウルか保存容器に酢を入れます。米酢やりんご酢などにする場合は、それぞれの塩気や甘みが違いますので、調味料を足してお好みの味に調節してください。夏みかんの実をつぶして酢のかわりにもできます。

3　1のきゅうりを水洗いしてザルにとり、水気を絞ります。

4　3とわかめを2に入れてあえ、器に盛ります。上に針しょうがを散らすとさわやかです。

炒り玄米と野菜のスープ

秋に穫れた穀物でエネルギーを蓄える

秋は実りの季節。穫れた作物を片端からいただいて、冬に備えてカロリーをつける時季です。特に穀類はすべて実りのときを迎えますので、穀類の料理をいろいろと楽しんでいただけたらと思います。

これは、塩味だけの具だくさんスープですが、炒った玄米といろいろな野菜のうまみが合わさって、よい味に仕上がります。体がとても温まりますので、手元にある野菜を使い、大鍋で作っておいて、いつでも飲めるようにしておくといいでしょう。

病気の人のためには、だし汁を多めに入れて作り、汁だけを飲み物がわりにしてください。健康ドリンクになります。

材料（5人分）

•炒り玄米（188ページ）½カップ　•ごぼう　100g〔粗いささがきにする〕　•玉ねぎ

1個〔170ページを参照にして薄い回し切りにする〕•大根　10㎝〔薄いいちょう切りにする〕•にんじん　100g〔薄い半月切りにする〕•里芋、またはじゃが芋　中2個〔皮をむいて湯通し、4等分する〕•キャベツ　4枚〔大きくざく切りにする〕•車麩　3個〔4等分し、素揚げにする〕•干ししいたけ（だしをとったあとのもの）　中2個〔細切りにする〕•あればとうもろこし　1本〔実は包丁でそぎ、芯はだしに使用〕•ごま油　少々　•だし汁（164ページ）5カップ　•塩　小さじ1〜1と½

作り方

1　大鍋を中火にかけて温め、ごま油を回し入れます。しいたけを入れて炒め、端に寄せてあいたところにごぼうを入れてサッと炒め、しいたけと混ぜて炒めたら、同様にして玉ねぎ、キャベツ、大根、にんじんを順に炒め合わせていきます。

2　1にだし汁を注ぎ、そいだとうもろこしと揚げた車麩、とうもろこしの芯を加えて煮、煮立ったら弱火にしてじっくり煮ます。

3　炒り玄米を加えてさらに煮、里芋またはじゃが芋を入れて煮ます。

4　材料すべてがやわらかくなったら、とうもろこしの芯を取り出し、塩で味つけします。

大豆ミートの筑前煮

冬の冷えきった体を温め、力をつける

ごぼう、大根、れんこんと、冬は根菜類が豊富です。体を温め、力がつく食材ですので、積極的に料理するようにしましょう。根菜は火を通すのに時間がかかりますので、先に油で炒めてから煮ますすと、短時間で仕上がります。冬の寒さを乗り切るためにはカロリーが必要ですので、塩気と油気の摂取が他の季節より増えると思います。

この筑前煮は、鶏肉を大豆ミートで代用して煮てみました。根菜類のうまみが引き出され、とてもとてもおいしくいただける一品です。長もちしますので、多く作ってときどき火を入れるといいでしょう。おかずがわりに、何日もいただけます。忙しくてお正月のおせちを作るのがたいへんなときにも、この煮物が役立ちます。

材料（5人分）

•大豆ミート＊　1カップ　•小麦粉　適量　•揚げ油（菜種油＋1〜2％のごま油）

•ごぼう　1本（300g）〔乱切りにする〕　•にんじん　2本（200g）〔乱切りにする〕
•里芋　中5個〔4等分に切る〕　•れんこん　200g〔乱切りにする〕　•たけのこの水煮　200g〔乱切りにする〕　•大根　200g〔乱切りにする〕　•干ししいたけ（だしをとったあとのもの）　中5個〔食べやすく切る〕　•ごま油　大さじ1　•だし汁（164ページを参照）　適量

つけ汁
•だし汁　2カップ　•塩　少々　•しょうゆ　大さじ½　•しょうが汁　少々

＊大豆を原料とした、肉のような食感のする植物性たんぱく食品。

作り方

1　ボウルにつけ汁の材料を入れ、大豆ミートを入れてひたし、もどしながら味をしみ込ませます。ザルにあげて汁をきり、小麦粉をまぶして揚げておきます。
2　鍋を中火にかけて温め、ごま油を回して干ししいたけ入れて炒めます。
3　しいたけを鍋の端に寄せ、あいたところでごぼうをサッと炒め、しいたけと炒め合わせます。同じように、れんこん、大根、たけのこ、にんじんの順に野菜を入れて炒め合わせます。

4　3にだし汁をかぶるくらい入れて里芋を加え、落としぶたをして煮ます。沸騰したら弱火にし、1の大豆ミートも入れて煮込みます。

5　野菜がやわらかくなったら、1で残ったつけ汁を加えて煮ます。

6　ときどき鍋を返しながら、煮汁が野菜にからんでなくなるまで煮込み、つやを出して仕上げます。

Part 8

「免疫力」「自然治癒力」を引き出す手当て法

痛み・不調が気持ちよくとれ、ぐんぐん回復！

「自然治癒力」を促し、症状を改善

世界中をめぐり、多くの病気の方に寄りそってまいりましたが、台所にある身近な食材による「自然の手当て法」は、本当に助けになりました。

次頁から順にご紹介していきますが、痛みで苦しむ人には「しょうが湿布」をし、毒素を吸い出さなければならない人には、「芋薬（里芋パスター）」を作って貼りました。ヨーロッパでは里芋がないために、タロイモを使って作ったりもいたしました。

貧血の人には、梅干しと番茶で作る「梅生番茶《うめしょう》」を飲ませ、おなかをこわした人のためには、「くず湯」を作りました。

その効果の確実さと速効性は、私の60余年を超える病気治しの人生で検証済みといってもいいと思います。

薬を飲んだり、手術台の上で切ったりはったりしなくても、まじめな玄米食の実践と手当て法で、これまで大勢の方々が病気を治癒してこられました。

現代医学の薬や手術などは、病人自身のなかにある「治ろうという力」を失わせてしまいますが、食材を使った手当ては、本人の自然治癒力を促してその力を発揮させるものです。

どれもご家庭で手軽にできるものばかりです。ですから、何か症状が出たときには、ぜひマクロビオティックの手当て法をお試しになってください。

しょうが湿布　血流をよくして痛みをとる

しょうが湿布は、しょうがのエキスを入れた湯にタオルをひたして行なう温湿布です。

血流が悪くなって痛みが出ているところにしょうが湿布を施しますと、悪い血液がそこに集まって血液のよくない状態が解消されます。そうして血流がよくなりますと、痛みが消えるのです。

肩こりや腰痛、ひざ痛、ひざに水がたまったとき、腎臓が弱っているときなど、様々な痛みの症状に使える手当てです。ぜん息の発作時には、背中に湿布をしてください。膠原《こうげん》病で足が紫になっているときには、足を包むようにして、湿布をします。

ガンの場合は、患部に湿布をしてもすぐに血流が悪くなるので、1日3回くらいするといいでしょう。その際、しょうが湿布のあとに、必ず里芋パスター（256ページ）を貼ってください。

用意するもの

•しょうが　100g　•大鍋　1個　•水　適量　•ガーゼ　1枚　•輪ゴム　1個　•ゴム手袋
•温度計　•タオル　5枚　•バスタオル　1枚　•大きなビニール（風呂敷や袋など）　2枚　•かけぶとん　1枚

手当ての仕方

1　大鍋に湯を沸かしておきます。患者は大きなビニールの上に寝かせます。
2　しょうがはすりおろし、ガーゼに包んで輪ゴムでゆわえます。
3　70～80度にさまし、ゴム手袋をして2を鍋に入れ、ふり出してしょうがのエキスを湯のなかに出します。あればカセットコンロを患者の近くに置き、鍋を移してください。
4　2枚重ねのタオルを2組作り、4つ折りします。
5　1組のタオルは、鍋のなかにつけておきます。
6　ゴム手袋をしたまま、もう一組のタオルを半分に折ってしょうがの湯につけ、取り出して同じ向きでタオルの両端を持ちます。
7　6をねじって絞り、自分の頬に当てて温度を確認してから患部に当てます＊。

8　7の蒸しタオルの上にもう1枚のビニール、次にバスタオルをかけ、ふとんをかけます。

9　蒸しタオルがさめる前に、鍋のなかのタオルを絞って取り替えます。

これを繰り返し、最低10分間、患部が赤くなって、汗をかくまで施します。

＊　患者が熱がる場合は、患部に直接蒸しタオルを当てないで、乾いたタオルを当ててその上から置くといいでしょう。温度が下がってきたら、乾いたタオルをとって直接当ててください。

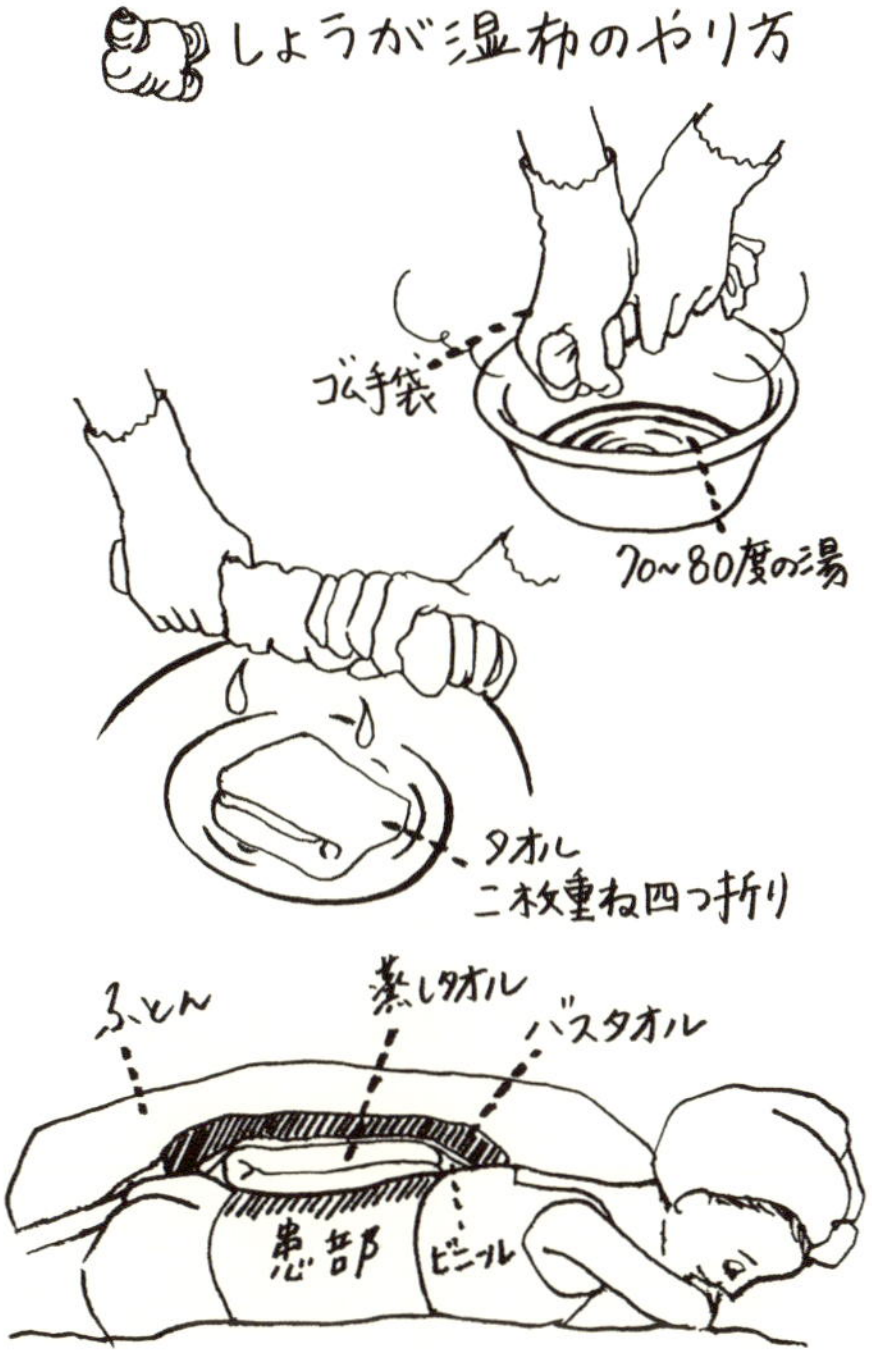
しょうが湿布のやり方
ゴム手袋
70～80度の湯
タオル
二枚重ね四つ折り
ふとん
蒸しタオル
バスタオル
患部
ビニール

里芋パスター

体内の毒素を吸い取る。ガンや骨折、やけどに

腫れをひかせたり、体内の毒素の吸い取りに使われるのが、里芋パスターです。パスターとは貼り薬のことで、里芋パスターは、里芋をすりおろし、おろししょうがと小麦粉を混ぜて作ったものです。

ガンや腫瘍《しゅよう》、ポリープの手当てには欠かせないもので、しょうが湿布（252ページ）とセットで施します。ガンの場合は毒素が吸い出され、パスターが真っ黒になります。

骨折やねんざ、やけどにも、里芋パスターはたいへん有効ですが、その際はしょうが湿布を施しません。

用意するもの（20㎝角のパスター）

•里芋　大1個　•しょうが　親指大1個　•小麦粉　適量　•ネルまたは木綿の布　•ガーゼ（皮膚が弱い場合）　•粘着テープ、包帯、腹巻きなど

手当ての仕方

1　里芋をおろし金かおろし皿ですりおろし、おろし金などを洗わずにそのままでしょうがをおろします（こうすると、おろし器の掃除になります）。

2　1に小麦粉を加え、お好み焼きよりかたいくらいに練ります。患部に貼ると体の熱ですぐやわらかくなり、流れてしまうので、かために作ります。

3　2をネルか木綿の布の上に、5㎜以上の厚さになるように塗り広げ、患部に貼ります。皮膚が弱い方は、ガーゼを1枚はさんで貼るといいでしょう。

4　粘着テープ、包帯、腹巻きなどで固定して、ずれ落ちないようにします。ガンのように重症の場合は1日3回貼るようにし、夜は寝る前に貼ったら、朝まで貼っておきます。

こんにゃく湿布
風邪や腹痛時に血流をよくして温める

こんにゃくをクックツゆでて温湿布にしますと、血流がよくなり、たいへん温まります。風邪で体が冷えているときや腹痛のときに、ぜひやってみてください。
乳ガンには、びわの葉の上からゆでこんにゃくをのせます。びわの葉を焼酎に漬けておき、びわの葉エキスを作っておけば、生のびわ葉がないときには、代用になります。

用意するもの

- 板こんにゃく　1枚
- ふきん　適宜

手当ての仕方

1　板こんにゃくの厚みを半分に切ります（薄いこんにゃく2枚にする）。
2　鍋に湯をわかして切ったこんにゃくの1枚を入れ、10分くらいゆでます。

3　鍋から熱いこんにゃくを取り出し、ふきんで包みます。あいた鍋にもう1枚のこんにゃくを入れて温めておきます。

4　ふきんで包んだこんにゃくを患部に当てます。熱すぎないように、ふきんの厚みを調節してください。

5　さめてきたら、もう1枚のこんにゃくを鍋から取り出して、同様にします。2カ所を温めるときには、2枚を一度にゆでてください。

大根おろし汁入りしょうが油

右側の頭痛に

頭の右側が痛むときは、しょうがと大根の絞り汁とごま油を混ぜたものが効きます。この場所に出る頭痛は、過去にとってきた動物性食品の老廃物が原因です。しょうがで血液の循環をよくし、大根で動物性食品が体にかける負担を打ち消すのです。ごま油は、大根としょうがの薬効が皮膚から浸透しやすくするために使います。

用意するもの

•しょうが　25g　•ごま油　3滴　•大根のおろし汁　おちょこ1杯分　•ガーゼ　1枚

手当ての仕方

1　しょうがをおろして汁を絞り、ごま油と大根のおろし汁を混ぜます。

2　1をガーゼに含ませて、髪の毛を分けて頭皮にはたき込み、浸透させます。指ですり込んでもいいです。

大根干葉湯
婦人病や冷え性、皮膚病に

大根の葉は、冷え取りの薬になります。むだにせず、干葉《ひば》にして活用しましょう。煮出して腰湯に使うと、婦人病や冷え性、腰の病気、性病などの改善、切迫流産などに役立ちますし、妊婦さんにもとてもいいです。

皮膚病の場合は、煮だし汁をお風呂に入れたり、患部にパッティングするといいでしょう。

用意するもの

- 大根干葉（＊1） 5株、または市販の干葉湯の素（＊2） 1袋 •洗濯用メッシュ袋 1袋
- 大鍋 1個 •大きなたらい、またはベビーバス 1個

＊1 縄を張って編み目に大根葉を差し入れるか、株を縄にかけるかして、日のあたる風通しのよい場所に干します。よく乾いたら、保存用の袋に入れます。

＊2 自然食品店で「大根干葉湯の素」が購入できます。

手当ての仕方

1 洗濯用メッシュ袋に干葉を入れ（市販品ならそのまま）、たっぷりの水とともに大鍋に入れて火にかけます。沸騰したら弱火にし、30分以上煮出します。

2 腰湯をする場合は、大きなたらいやベビーバスに1の煮出した汁を入れ、湯を足してお風呂より少し高めの温度に調整し、お尻だけを干葉湯につけます。陰性体質の人は、塩を100g加えてください。皮膚病の場合は、お風呂に干葉を入れた袋ごと入れて、体を袋でさするといいでしょう。パッティングの場合は、薄めずに使います。

よもぎ湯　体を温め、美肌にもいい

よもぎは万能薬といわれるほど薬効がある野草ですが、外用にもいろいろ使えます。けがをしたときには、塩でもんで傷口に貼っておきますと止血になりますし、同様のやり方でふきでものもきれいになっていきます。

よもぎを煮出し、お風呂に入れると体が芯から温まりますし、アレルギー性の皮膚炎などにも効果的です。

枕に乾燥させたよもぎを入れれば、羽虫や蚊が来るのを防げますし、部屋でいぶして蚊よけにすることもできます。腰に当てると、症状によっては腰痛がラクになる場合もありますので、ぜひ試してみてください。

用意するもの

- よもぎ　適量
- 洗濯用のメッシュ袋　1袋

手当ての仕方

よもぎを袋に入れ、大鍋で20分ほど煮出して、袋ごとお風呂に入れます。皮膚にトラブルがある場合は、その袋で患部をさすります。

足湯　風邪、下痢、末端冷え性に

風邪をひきやすい人や下痢しやすい人、末端冷え性の人などに、足湯が効果的です。しょうがを入れる場合と塩を入れる場合がありますが、どちらが気持ちいいかで決めてください。やかんに差し湯を用意しておきますが、やかんが空になるころには、すっかりおなかが温まっているでしょう。

用意するもの

•しょうが　200g、または塩　大さじ3　•木綿の袋　1袋　•バケツ　2個　•やかん1個

手当ての仕方

バケツ2個にお風呂より熱めの湯を入れ、しょうがのすりおろしを布袋に入れたものをふり出すか、塩を加えます。やかんに沸かした湯を用意しておき、さめてきたら少しずつ熱い湯を足します。

梅生番茶

疲れやすい人、貧血、二日酔いに

梅生番茶は、マクロビオティックで日常の飲み物と位置づけられている三年番茶と、薬効の高い梅干しとしょうが、伝統製法で造られたしょうゆで作ります。

三年番茶は自然のなかで3年成長した葉を枝ごと切り、蒸して熟成させ、天日に干したものです。ビタミンCが豊富で、陰性な煎茶を、体の温まる陽性な飲み物に変えていて、体内にたまった毒素を排出する働きもありますので、病人には必需品です。

梅生番茶は、体が陰性になって冷えているとき、貧血のとき、二日酔いのとき、食欲がないときなどに飲みます。陰性の冷え性の人や疲れやすい人は、継続して飲むといいでしょう。動物性食品や砂糖のとり過ぎで酸性になっている血液も、毎日いただいているうちにアルカリ性に変化していき、様々な不調が改善されていきます。

また、お風呂に入る前後どちらかに梅生番茶をいただきますと、湯ざめを防ぎ、風邪をひきません（湯ざめは、体の塩分が少ないときに起こるのです）。お風呂に入ると、体から塩分やミネラルが出ていきますので、体にたまっている古い塩分は出し、梅生番茶で新しい塩分を補充して、増血をはかりましょう。

梅干しは、どれくらいの塩分で何年漬けたかによって作用が違ってくるので、使用量を適宜調整し、しょうゆの量も加減します。しょうが汁も同様ですが、「おいしいかどうか」を基準にして作ってください。

材料(1人分)

•三年番茶(煮出したもの＊1) 180㎖ •梅干し(＊2) ⅓～1個 •しょうゆ 少々～小さじ1 •しょうが汁 1～3滴

＊1 土瓶に水4カップと三年番茶大さじ2を入れて中火にかけ、沸騰したら弱火にして10分ほど煮出し、茶こしでこしてポットに入れます。

＊2 甘味料や化学調味料、保存料などの添加物が入っている梅干しで作っても薬効はありませんので、必ず昔ながらに造られた梅干しをお使いください。伝統製法で造られた梅干しは、自然食品店などでも購入できます。

作り方

1 湯飲み茶碗に梅干しを種ごと入れ、箸でつぶして、練り梅のようにしておきます＊。

2　1に熱い三年番茶を注ぎます。ポットに入れてあったお茶を利用する場合は、必ずわかし直してから入れます。

3　2にしょうゆとしょうが汁を落とし、箸で混ぜます。

＊　練り梅はまとめて作っておいて常温で保存し、そのつど必要なだけ取り出してもいいです。

飲み方

1日2回くらいまでとします。朝一番に飲むのがおいしいですが、おいしくないと感じたら、体に必要がなくなったということなので、飲むのをやめましょう。

しょうが番茶
陽性の冷え性やメタボに

血管がしまっている陽性の冷え性（111ページ）の人に向くお茶で、メタボリック・シンドロームの人にもおすすめです。食べ過ぎたときや、眠気が出たときは、スッキリするはずです。

材料（1人分）

•三年番茶（煮出したもの）　180ml　•しょうが汁　1〜2滴　•しょうゆ　少々

作り方

わかしたての三年番茶を湯飲み茶碗に入れ、しょうゆとしょうが汁を落として箸で混ぜます。

飲み方

必要なときに飲めばよいですが、1日2杯くらいまでとします。

くず練り

整腸作用があり下痢止めになる

くずは、昔から強化食品として、またおなかの調子を整える薬として、さらに飢餓のときは食料として、重用《ちょうよう》されてきました。どんな荒れ地にもツルを伸ばすくずは生命力が非常に強くて、消化吸収もよく、根のでんぷんが良質なため、強化薬になるのです。

料理ではあんかけ料理に使ったり、炒め物や煮物のとろみづけに使ったり、ごまペーストと合わせてごま豆腐にしたりします。

さらにお楽しみとして、くず練りやくずきりに黒みつをかけたり、くずもちやくず桜（あんをくずの皮で包み、桜の葉で巻いたもの）などのお菓子にしたりして、親しまれています。とろみづけには片栗粉を使うご家庭が多いと思いますが、市販の多くはじゃが芋からとられたでんぷんですので、薬効はなく、くずに比べるととても陰性です。味もくずのほうがいい味が出ますし、栄養価も違いますので、日常ではくずをぜひお使いください。

くず粉を水で溶いて、練りながら煮たくず練りは、普段朝食がわりにいただくのがおすすめです。腹もちがよく吸収がいいので、病人にも最適です。梅干しとしょうゆを加えれば、下痢止めにもなります。沖縄では、黒砂糖やはちみつ、しょうが汁を入れ、おやつがわりにする家庭もあるようです。暖かい地方では、これもよいでしょう。

材料（１人分）

•くず粉　大さじ3　•水　1カップ強（くず粉の5〜6倍）　•塩　少々

作り方

1　鍋にくず粉と水を入れ、木べらで混ぜてよく溶きます。
2　1に塩を加えて中火にかけ、混ぜながら煮ます。
3　白濁していたのが、透明になったら火を止めます。

食べ方

1　椀を朝食がわりに食べます。食欲のある人は、濃くして作ってください。下痢のときは、くず練りに梅干しとしょうゆを少し入れて食べます。

くず湯　おなかがゆるいときなどに

くず練りよりもずっと薄い飲み物にしたのが、くず湯です。おなかがゆるいときや、体の不調で重たい食事が食べられないときに飲んでください。

材料（1人分）

•くず粉　小さじ1　•水　1カップ　•しょうゆ　少々

作り方

270ページのくず練りと同様にして作ります。

梅干しの黒焼き

花粉症や風邪予防、認知症の改善に

初めは梅干しの種を取り黒焼きにし、すり鉢ですって粉にしていましたが、だんだん知恵がつき、オーブンで焼いてミキサーで粉にすることを思いつきました。

梅干しを炭素化しましたら、体の毒素の排出作用がとても強くなりました。認知症の方に継続して飲んでいただいたら、頭がしっかりしてきますし、風邪の予防にも有効です。

海外旅行には必携の品ですので、フィルムケースいっぱいに詰めて携帯していました。インド、東南アジアの国々に持って行きましたが、私たちの一行はどんな水を飲んでも下痢にならず、皆元気でしたので、現地の人に不思議がられました。また、インドの風土病であるガス腹も、梅干しの黒焼きで治せました。

すぐに梅干しの黒焼きが必要な人や忙しい人は、できあがったものを自然食品店などで購入されるといいでしょう。

材料

●梅干し＊　適量

＊自然の塩を使って、昔ながらの作り方で漬けた梅干しを使用します。自然食品店などでも購入できますが、古いほど塩気も酸味も調和され、おいしくて薬効もあります。

作り方

1　梅干しの種をとり、天板に広げて、180度のオーブンで1時間ほど焼きます（時間は、オーブンの機種によって調整する）。黒くなってカリカリになったら、焼きあがりです。白い灰になるまで焼いてしまったら効能はないので、注意してください。

2　さめたらミキサーやフードプロセッサー、ミル、乳鉢などで粉にし、保存容器に詰めます。

飲み方

認知症や物忘れを改善したいときや、受験生の脳を引きしめたいときなどは、1日3回、朝昼晩に、みそ汁かお茶に耳かき1杯ほどを入れて飲みます。

花粉症や風邪の予防には、1日1回、耳かき1杯ほどを飲みます。

根昆布しいたけ水

動物性食品の脂肪を溶かし高血圧の改善に

高血圧の人が10日間飲むと血圧が下がり、安定するという飲み物です。昆布には血管を強くし、血液をきれいにして血流をよくする働きがあります。昆布は海藻のなかでは陰性なほうですが、根昆布は比較的陽性で、ミネラル分を集めて力強く岩場に生きてきたスグレモノです。

しいたけは、動物性食品の脂肪を溶かし、体にたまった熱を取り去りますが、生しいたけはとても陰性です。生しいたけを天日に干すと陽性になり、栄養価も薬効も高くなります。

薬用には天日干しのしいたけを使いたいのですが、最近出回っているものは、乾燥機で干したものがほとんどです。入手できない場合は、生しいたけを家庭で干すといいと思います。

新鮮な根昆布しいたけ水をおいしくめしあがったあとは、残った根昆布としいたけを冷凍保存してためていきましょう。たくさんたまりましたら解凍し、圧力鍋でつくだ煮にしておくと重宝します。

材料（1人分）

•根昆布（3㎝くらいのもの）3～5枚 •干ししいたけ 中1個 •水＊ 180ml

＊ 水は天然のいい水があったら理想的ですが、浄水器を通した水を使用してもいいでしょう。

作り方

1 空き瓶などに根昆布と干ししいたけ、水を入れ、冷蔵庫に入れてひと晩おきます。

2 翌朝、そのままいただきます。陽性型の高血圧症の場合はそのまま、陰性型の場合は火にかけて温めて飲みます。

飲み方

毎朝コップ1杯飲みます。暑がりの方なら、別の時間にさらにもう1杯飲んでもいいでしょう。

れんこん汁

せきやぜん息、肺の不調に

地下茎が成長するれんこんは、土中で酸素を吸う力があり、ぜん息、肺結核、風邪のせきなど、呼吸器の疾患すべてに効力を発揮します。また、心臓の働きが弱くて、息切れや心臓ぜん息の起こる人などにも有効です。

料理でも手当てに使うのでも、自然のままの漂白していないれんこんをお使いください。皮はむかないで、黒い部分だけを削って使用しましょう。

特に細くなった節のところには有効なミネラルが集まっているので、捨てずに活用してください。すりおろしてベジバーグやベジだんご（肉だんご風）に加えたり、薄切りにして干してお茶に加えたりと、大事に使ってください。

節の部分をおろして手当てに使うと、薬効が増します。たんが出なくて苦しいときに薬を服用しても、ただたんを止めてしまうだけで、根治できませんが、れんこんの絞り汁を生のまま飲ませるとポンと出ます。

ぜん息などで苦しいときは、れんこんのおろし汁を飲ませ、背中にしょうが湿布をすると楽になります。

呼吸器にトラブルのある人は、つとめてれんこん料理をいただくようにし、深呼吸や木刀の素振りをして肺を広げるようにするとよいです。

材料(1人分)

•れんこんのおろし汁　大さじ3　•しょうが汁　2〜3滴　•水　れんこんのおろし汁の2〜3倍

作り方

鍋に材料を入れて火にかけ、沸いてきたら火を止めて、温かいうちに飲みます。苦しいときには冷たいもののほうがスーッと入るので、その際は温めずに材料を混ぜ合わせたものを服用します。

飲み方

症状が出たときに、1杯飲みます。たんを出したいときは、少し多めに飲みます。

れんこん粉末入りくず湯

れんこんがない時季に

れんこんは生のほうが効用は高いのですが、一年じゅうは入手できないので、肺が弱い人は乾燥させて粉になったものを常備しておくといいでしょう。くず湯を作ってれんこん粉末を混ぜると、のどの通りがよくなります。

材料

•れんこん粉末＊　大さじ1　•くず粉　小さじ½　•水　1カップ

＊「コーレン」という名称で自然食品店で販売されています。

作り方

鍋にくず粉と水を入れてよく溶き、れんこん粉末を加えて火にかけます。木べらで混ぜながら煮、白濁していたのが透明になったら火を止めます。

飲み方

ぜん息の発作時に飲みます。普段からせきが出やすい方は、1日1回飲むといいでしょう。おいしく感じられなくなったらやめてください。

大根湯　発汗をうながし熱を冷ます

風邪をひいたときには、大根おろしをたっぷり入れた大根湯を飲みます。5分ほどで全身から汗が出てきて、熱があれば下がります。

材料（1人分）

・大根おろし　½カップ　・熱湯　2カップ　・塩　少々

作り方

器に大根おろしを入れて熱湯を注ぎ、塩を入れて飲みます。

たんぽぽエキス　体が弱っているときに

たんぽぽの根を長時間かけてエキスにしたものは、極陽性な食品で、心臓や肝臓の病によく、体が弱っているときには速効性があります。陽性な人が飲むと体温が上がりすぎてしまいますので、とらないようにしてください。
すぐにたんぽぽの根のエキスが必要な人や忙しい人は、「陽泉《やんせん》」という商品を自然食品店で購入されるといいでしょう。

材料と下ごしらえ

•たんぽぽの根　適量（輪切りまたはささがきにする）　•水　たんぽぽの10倍

作り方

1　鍋に洗ったたんぽぽの根を入れて水を加え、2日間弱火で煮つめます。夜は火を止めて、翌日再度煮るといいでしょう。

2　水分が少なくなったら木べらで混ぜながら煮つめ、裏ごししてたんぽぽエキスにします。保存瓶に詰めますが、よく火が通ったエキスは冷蔵しなくても2、3年は保存できます。

飲み方

1日1回、小さじ1杯をなめます。湯に溶くと苦くなってしまうので、そのままなめるほうが甘みがあっておいしくいただけます。出かける前や、仕事の前に飲むといいでしょう。

すいか糖

腎臓系の特効薬

利尿効果があり腎臓系の不調の特効があります。冷蔵保存で1～2年保存できます。

材料
すいか　1個

作り方
1　すいかは皮と種を除き、果肉だけを崩して鍋に入れ、中火にかけて煮つめます。
2　水分が減ってきたら弱火にし、木べらでかき混ぜながらジャム状になるまで煮つめます。

飲み方
小さじ1杯ほどを1日3回、そのままなめます。

編集協力
吉度日央里
梶原光政
澤田佳子
鈴木こ豆衣
大越映子

写真
寺澤太郎

イラスト
佐々木幸

協力
日本ＣＩ協会、リマ・クッキングスクール

免疫力《めんえきりょく》を上《あ》げる一生《いつしよう》モノの「食《た》べ物《もの》・食《た》べ方《かた》」

著　者――田中愛子（たなか・あいこ）
発行者――押鐘太陽
発行所――株式会社三笠書房
〒102-0072 東京都千代田区飯田橋3-3-1
電話：(03)5226-5734（営業部）
　　：(03)5226-5731（編集部）
http://www.mikasashobo.co.jp
印　刷――誠宏印刷
製　本――宮田製本

編集責任者　本田裕子
ISBN978-4-8379-2414-2 C0030